મૂત્ર ચિકિત્સાના કુદરતી લાભ

મૂત્ર ચિકિત્સા દ્વારા કેન્સર અને અન્ય તમામ પ્રકારના ગંભીર રોગોને નિયંત્રણમાં રાખીને તેનો ઈલાજ શક્ય છે. ઉપચાર શક્તિ આપણી અંદર છે

D1795589

જગદીશ આર ભૂરાણી

notionpress.com

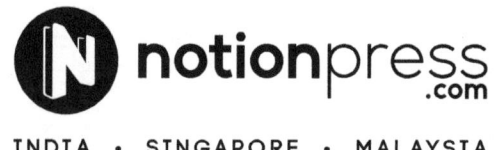

INDIA • SINGAPORE • MALAYSIA

Notion Press

No.8, 3rd Cross Street
CIT Colony, Mylapore
Chennai, Tamil Nadu – 600004

First Published by Notion Press 2020
Copyright © Jagdish R Bhurani 2020
All Rights Reserved.

ISBN 978-1-64899-651-1

Author

જગદીશ આર. ભૂરાણી

બંગલારુ-560076

વેબસાઈટ – *www.urinetherapy.in*

ઈ-મેલ *jbhurani@gmail.com*

મોબાઇલ *093428 72578*

અનુક્રમણિકા

"ઉત્તમ સ્વાસ્થ્યના રહસ્ય પર શૈક્ષણિક વિભાગો"

પેશાબ ઉપચારના કુદરતી ફાયદા એ દરેકને તંદુરસ્ત જીવન ટકાવી રાખવા માટે "સિક્રેટ એક્સેલન્ટ હેલ્થ પરના શૈક્ષણિક વિભાગો" માંથી એક છે.

તે કેંસર અને બધા રોગોના ઉપચાર / નિયંત્રિત કરવાની કુદરતી શક્તિઓ ધરાવે છે. તે ખૂબ જ અસરકારક ઉપચાર પદ્ધતિ અને સૌથી શક્તિશાળી કુદરતી સારવાર છે.

મેં પીડિત દર્દીઓની સારવાર / ઉપચાર કર્યો છે:-

મોં / ગાલનું કેંસર
પેટનું કેંસર "કાર્સિનોમા પેટ"
અંડાશયનું કેન્સર "પેપિલરી એડન કાર્સિનોમા"
સ્તન, ફેફસાં અને હાડકાંનું કેંસર, મેટાસ્ટેટિકc "બ્રેસ્ટ કાર્સિનોમા"
એચ..વી / એઙ્સ, ડાયાબિટીઝ, કિડની નિષ્ફ
ળતા, પિત્તાશય પથરી,
સેરેબ્રલ લકવો, માનસિક મંદતા-અપંગતા,
મોટર ન્યુરોન ડિસીઝ, સ્નાયુબદ્ધ ડિસ્ટ્રોફી,
નેફ્રીટિક સિન્ડ્રોમ, અસ્થમા, લકવો, સPsરાયિસિસ,
ત્વચાની સમસ્યા, થાઇરોઇડ્સ, પ્રિમેન્સ્ટ્રુઅલ સિંડ્રોમ
"પીએમએસ", એક્યુટ લુંમ્બાર સ્પોન્ડિલોસિસ "એએલએસ" વગેરે

શિવામ્બુ ચિકિત્સા એ ઉપચારની પ્રાચીન પદ્ધતિ છે જે પેઢી ડ પેઢી ચાલી આવી છે.

શિવામ્બુ ચિકિત્સાનો સંદર્ભ આયુર્વેદના લગભગ તમામ ભાગોમાં જોવા મળે છે. અને તે યોગાભ્યાસની પ્રાચીન પદ્ધતિ પણ છે.

પ્રાચીન ધર્મ પુસ્તકો અને વેદોમાં મૂત્ર નો શિવામ્બુ(સ્વ મૂત્ર) તરીકે ઉલ્લેખ છે જેનો અર્થ

શિવ નું પાણી એવો થાય છે. તેઓએ શિવામ્બુ ને પવિત્ર પાણી ગણાવ્યું છે. તેમના માટે શિવામ્બુ દૂધ કરતાં વધારે પૌષ્ટિક છે.

પ્રાચીન પદ્ધતિમાં "શિવામ્બુ ચિકિત્સા" ને સારવાર ની પરંપરાગત પદ્ધતિ તરીકે અભ્યાસ કરવામાં આવતો હતો જે મોટાભાગના લોકોને તેનો લાભ અને ફાયદાઓ અપાવવા માટે ખૂબ જ મુશ્કેલ હતી.

મે શિવામ્બુ ચિકિત્સાથી મહત્તમ લાભો મેળવવા માટે યોગ્ય પદ્ધતિ અને તકનિક ની તપાસ અને અભ્યાસ કર્યો છે જે જન્મથી મગજ ના લકવાથી પીડાતા બાળકો સહિત દરેક વ્યક્તિ દ્વારા અનુસરી અને અભ્યાસ કરી શકાય છે. તેનો સરળ પદ્ધતિમાં ઘરે અભ્યાસ કરી શકાય છે.

મૂત્ર-ચિકિત્સા એ સંપૂર્ણ રીતે દવા-મુક્ત તથા જુના,વારંવાર થતા રોગોને નાબૂદ કરવાં અને સામાન્ય તંદુરસ્તી માટેની કારગર ચિકિત્સા-પદ્ધતિ છે. ઘણાં લોકોને તેનાં પ્રતિ સૂગ ચઢે એવું છે,પણ તેમને તેના લાભોની જાણકારી નથી. તેઓએ હકારાત્મક વલણ અપનાવીને અને પોતામાં રહેલી કુદરતી સ્વયં સાજા થવાની શક્તિને જાણવી જોઈએ. જે વ્યક્તિઓને વારંવાર

ઉથલો કરતાં રોગ હોય જો તેઓ આ પદ્ધતિ અપનાવે તો તેઓને તેનો ફાયદો, પોતાની માનસિક અને શારીરિક તંદુરસ્તીમાં ફક્ત 10-15 દિવસમાં દેખાશે.

મૂત્ર-ચિકિત્સામાં -તેને પીવાથી, મુત્રને શરીર પર ચોળવાથી,તેના ભીના-પોથાં મુકવાથી તથા સંતુલિત-હલકો ખોરાક, પાણી-અને ફળનાં રસ પીવાથી થાય છે.જે લોકો આ ખરી-પદ્ધતિ અપનાવે છે. તેનું મૂત્ર ચોખ્ખુ, રંગ-ગંધ વિહીન (પાણી માફક) થાય છે અને તેઓને લાભ થાય છે.

દાક્તર અને વિજ્ઞાનીઓએ પણ "મૂત્ર દિવ્ય, કુદરતી રૂઝાનની ચિકિત્સા"માં માનવું જોઈએ અને તેમાં સંશોધન કરીને વૈજ્ઞાનિક પુરાવા આપીને મેં કહ્યું છે તે સાબિત કરવું જોઈએ.

મૂત્ર-ચિકિત્સાની જાગૃકતાથી લાખો લોકોનાં જીવ બચાવી શકાય છે

સરકારે વૈજ્ઞાનિક-સંશોધન વિભાગને સૂચિત કરવું જોઈએ કે મૂત્ર-ચિકિત્સામાં રોગ નાબૂદ કરવાની અસરકારકતા કેટલી છે, તથા માનવજાતિની તંદુરસ્તીમાં કેટલી કારગર છે.

તેઓએ મૂત્ર-ચિકિત્સાને કુદરતી ઉપચારની પદ્ધતિ તરીકે સ્વીકારવી જોઈએ, તથા દાક્તર અને વિજ્ઞાનીઓનું સભા-સંમેલન યોજી, તેની ચર્ચા-વિચારણા અને મૂત્ર-ચિકિત્સાથી થતાં લાભ અંગે જાગૃકતા ફેલાવવી જોઈએ.

"મૂત્ર-ચિકિત્સાનાં કુદરતી ફાયદા" અંગે સ્કુલ-કોલેજો,હોસ્પીટલોએ લોકોમાં જ્ઞાન-માહિતી આપવી જોઈએ.

મેં કેટલાક દર્દીઓના " જુના રોગોવિષે -નોંધ " રજુ કરેલ છે અને રેકોર્ડ કરેલાં દર્દીઓનાં પ્રમાણપત્રો તેનાં વૈજ્ઞાનિક-પુરાવા છે.

મૂત્ર-ચિકિત્સાના ફાયદા વિષે વધુ જાણકારી અને દર્દીઓનાં નિવેદનો / વિડિઓ જોવાં માટેની વેબસાઈટ છે:-
www.urinetherapy.in

ડો. બલાલ્સ આયુર કેર ક્લિનિક

સ્પેશિયલ કેર: વાળ, ચામડી અને એલર્જી, અસ્થમા, ડાયાબિટીસ, સાંધાના દુ:ખાવાની ફરિયાદ, વાંઝીયાપણું, અને દરેક પ્રકારની ગાયનેકોલોજીકલ સમસ્યા

નંબર 34/1, 5 મો ક્રોસ, 11 મો "બી" ક્રોસ, મલ્લેશ્વરમ(પૂર્વ), બેંગલોર-560003

ડો. કે. સી. બલાલ, બીએસએએમ બીએએમએસ

મોબાઇલ: 099005 67924

રેજી. નં.1791

ડો. હંસીની કે. બલાલ

રેજી. નં.17747

ડો. વિમલા બલાલ,
બીએસએએમ બીએએમએસ

ફોન: 65316758

રેજી. નં.6721

તા.27-10-2010

હું ડો. કે. સી. બલાલ (બી.એસ.એ.એમ. આયુર્વેદ ડિગ્રી અને બી.એ.એમ.એસ. એલોપથી કોર્સ) 1977 થી સંકલિત ફિઝિશ્યન છુ. હું એક રજીસ્ટર તબીબી વ્યવસાયી છુ.

મે એલોપેથી લાઇનથી મારી કારકિર્દીની શરૂઆત કરી હતી. 1979 માં હું ડો. સી. ડી. પંતના નવશક્તિ આયુર્વેદિક ઔષધાલય, 5મો મેઇન, 6ઠો ક્રોસ, ગાંધીનગર બેંગલોર માં જોડાયો. પછી મેં સવારના સમય દરમિયાન આયુર્વેદ અને સાંજના સમયે એલોપથીની પ્રેક્ટિસ શરૂ કરી.

પછી ધીરે ધીરે મને એલોપેથીની આડ અસરો વિશે જાણવા મળ્યું અને વધારે આયુર્વેદિક લાઇનની સારવાર કરવી શરૂ કરી. ત્યારબાદ મે હોમિયોપથી અને યૂનાની જેવી વૈકલ્પિક પદ્ધતિને પ્રોત્સાહન આપવાનું શરૂ કરું. મારી મુખ્ય થીમ એ છે કે મારી દવાઓની પદ્ધતિ દ્વારા દર્દીઓને સારા (વહેલા અને સલામત) પરિણામ આપવા. હું મારા દર્દીઓને અન્ય પદ્ધતિ અને વૈકલ્પિત ઉપચાર માટે સંદર્ભિત(રીફર) કરતો હતો.

1995 માં મને શ્રી જગદીશ ભુરાણી દ્વારા એક ખૂબ જ સારી પદ્ધતિ જાણવા મળી જે "સ્વ મૂત્ર ચિકિત્સા" જેને આયુર્વેદમાં શિવામ્બુ

કહે છે. હું ઘણા કેસો જેવાકે "કિડની ફેઇલ થવી", સ્તન કેંસર, સંધિવા, ટાલિયાપણું, સ્નાયુ વિકૃતિ(મસ્ક્યુલર ડિસ્ટ્રોફી) અને માનસિક વિકલાંગ(મંદબુદ્ધિ) જેવી ઘણી બીમારીઓની શિવામ્બુ ચિકિત્સા માટે હું ઘણા દર્દીઓને જગદીશ ભુરાણીને રીફર કરતો હતો. તેણે લગભગ બધા કેસોની સફળતા પૂર્વક સારવાર કરી છે.
લોકો સમક્ષ મારૂ સૂચન છે કે જેમ આપડા ભુતપૂર્વ વડાપ્રધાન શ્રી મોરારજી દેસાઇ શિવામ્બુ ચિકિત્સા નો ઉપયોગ કરતાં હતા તેમ તેઓએ(લોકોએ) આ પ્રાચીન રીતનો આ ઉપયોગ કરવો જોઈએ અને આ પદ્ધતિને અપનાવવી જોઈએ. ખાસ કરીને ગરીબ માં ગરીબ લોકોએ પણ આ ચિકિત્સા પદ્ધતિ અપનાવવી જોઈએ, કેમ કે કેંસર કે અન્ય સારવાર જેવી ખર્ચાળ સારવાર પર પૈસા ખર્ચવાની જરૂર નથી તેને બદલે શ્રી જગદીશ ભુરાણી એ સફળતા પૂર્વક કરેલી સારવાર અપનાવવી જોઈએ.

તેઓ માનવજાત માટે ખૂબ જ સારી નિઃશૂલ્ક સેવા આપી રહ્યા છે. તો ચાલો આપડે બધા શિવામ્બુ ચિકિત્સા ને લોકપ્રિય બનાવીએ અને રાષ્ટ્ર તથા વિશ્વને 2020 સુધીમાં સ્વસ્થ થઈ જાય તે માટે શ્રી જગદીશ ભુરાણી સાથે હાથ મિલાવીએ. તે નિવારક અને ઉપચારાત્મક પદ્ધતિ પણ છે.

(ડો. કે. સી. બલાલ)

સભ્ય – સી.સી.આઈ.એમ, ભારત સરકાર, નવી દિલ્લી
પૂર્વ પ્રમુખ - એન.આઈ.એમ.એ. ઓલ ઈન્ડિયા, નવી દિલ્લી

ડો. કે. સી. બલાલ "ડો. બલાલ્સ આયુર કેર ક્લિનિક" વર્ષ 1995 થી તેના જૂના હઠીલા દર્દોથી પીડાતા દર્દીઓને મારી ભલામણ અને સંદર્ભ આપી રહ્યા છે તે બધાએ આ સારવારથી લાભ મેળવ્યા અને પ્રાપ્ત કર્યા છે. (ડો. કે. સી. બલાલ મોબાઇલ: - 099005679242

ડો. કુમાર એચ.સી.

બાળરોગ ચિકિત્સક
ઈએસઆઈસી મોડેલ હોસ્પિટલ
રાજાજીનગર, બેંગલુરુ – 560010
તારીખ 25-05-2010

માસ્ટર રક્ષિત, જે હવે 10 વર્ષનો છે, કિડની સિંડ્રોમથી પીડાઈ રહ્યો હતો (એક કિડની રોગ જેમાં પેશાબમાંથી પ્રોટીન ખોવાઈ ગયું છે). આ રોગ પ્રથમ વખત બે વર્ષની ઉંમરે ખબર પડેલ . ત્યારથી તેની સારવાર સ્ટેરોઇડ્સથી ચાલતી હતી. આ સારવાર હોવા છતાં, તે સતત ફરીથી પતન કરી રહ્યો હતો અને તે સ્ટીરિઓઇડ્સ પર આધાર રાખતો હતો.

તેણીની કિડની બાયોપ્સી કરવામાં આવી હતી અને ન્યૂનતમ ફેરફાર રેનલ સિન્ડ્રોમના નિદાનની પુષ્ટિ મળી હતી. એકવાર સ્ટીરોઇડ્સ બંધ થયા પછી તેના ચહેરા, પેટ અને પગમાં સોજો આવી ગયો હતો અને તેને ફરીથી સ્ટેરોઇડ્સ પર ફરીથી મૂક્યો હતો. દરેક વખતે સ્ટીરિઓઇડ્સનો ઉપયોગથી તેના માથામાં દુખાવો, પેટનો દુખાવો અને સાંધાનો દુખાવો વધવા લાગ્યો.

સ્ટીરોઇડ્સ અને વારંવાર ફરીથી પતન અને તેની નિર્ભરતાને કારણે, સ્ટેરોઈડના ઓછા ડોઝ પર તે 2-3 વર્ષ સુધી ચાલુ રહ્યો. આ ત્યારબાદ તેને ચહેરા, પેટ અને પગમાં સોજોથી પીડાતો હતો. પછી તેણે 2 વર્ષથી લિવમીસોલ (રોગપ્રતિકારક ઇલાજની દવા) લેવાનું શરૂ કર્યું. ઉપરોક્ત સારવાર હોવા છતાં, તેનું કિડની સિંડ્રોમ સતત ઘટતું રહ્યું. તેને ઘણીવાર કફ, શરદી અને મોટેથી શ્વાસનો રોગ થઈ જતો હતો.

દુખવાના કારણે તે સક્રિય સામાન્ય જીવન જીવવામાં અસમર્થ હતો અને અન્ય બાળકો સાથે રમી શક્યો નહીં તે નિયમિત રૂપે શાળામાં ભાગ લઈ શકતો ન હતો અને મહત્તમ સમય માટે તેના આહારમાં મીઠું પ્રતિબંધિત અને નરમ હતું.

ડિસેમ્બર 2008 માં શ્રી. હું જગદીશ ભુરાણીના સંપર્કમાં આવ્યો, જે યુરિન થેરેપીની પ્રેક્ટિસ કરી રહ્યા હતા અને હું અન્ય દર્દીઓના પરિણામોથી પ્રભાવિત થયો. પછી મેં રક્ષિતને શ્રી જગદીશ ભૂયારીન પાસે મોકલ્યો. તેમના નિર્દેશન હેઠળ "યુરિન થેરેપી" શરૂ કરવામાં આવી હતી અને દસ દિવસની અંદર બાળકે સુધરવાનું શરૂ કર્યું હતું. સ્ટેરોઇડ ગોળીઓ ધીરે ધીરે ઓછી થઈ ગઈ અને તેણે 3 મહિના સુધી સારવાર ચાલુ રાખી. તે હવે સ્ટીરિઓઇડ્સ પર નિર્ભર નથી. ક્યદને સિન્ડ્રોમ માટે જરૂરી તમામ રક્ત પરીક્ષણો અને પેશાબનાં પરીક્ષણોનું પુનરાવર્તન કરવામાં આવ્યું હતું અને તે હવે સામાન્ય છે.

હવે તેને તમામ પ્રકારની પીડા, સોજો અને શ્વાસ માં ઘબરાહતની સમસ્યાઓથી રાહત મળી છે. તે હવે એક સામાન્ય અને સક્રિય બાળક છે અને તે અન્ય બાળકો સાથે રમી શકે છે, જે તે પહેલાં ન કરી શક્યો. હવે તે નિયમિતપણે શાળાએ જતો રહે છે અને તેના વર્ગમાં ભણે છે અને તેની વર્ગની પરીક્ષામાં ટોચ આવ્યો છે.

ડો. કુમાર એચ.સી.
બાળરોગ ચિકિત્સક
મોબાઈલ 09845031647

“શિવામ્બુ” ડામર તંત્ર માં

ભગવાન માણસને એક અદ્ભુત ભેટ આપી છે, તેનું પોતાનું જળ “શિવામ્બુ”.

શિવ અર્થાત ફાયદાકારક, સ્વાસ્થ્યવર્ધક અને અંબુ અર્થાત જળ. આ બે સંયુક્ત સંસ્કૃત શબ્દો થી શિવામ્બુ (લાભકારક જળ) ની રચના થઈ. સ્વત મૂત્ર અથવા સ્વ મૂત્ર ચિકિત્સા ડામર તંત્ર માં જોવા મળે છે જે એક પ્રાચીન કૃતિ છે. તેમાં ભગવાન શિવ દ્વારા દેવી પાર્વતિ, દેવી અર્ધાંગિનીને સમજાવ્યા મુજબ શિવામ્બુ (દા.ત સ્વત-મૂત્ર) ના ઉપચારાત્મક પદ્ધતિ નું વિગતવાર વર્ણન છે. છંદ માં 107 શ્લોકો અથવા છંદો છે જે અનુષ્ટુપ છંદ કહેવામા આવે છે. ડામર તંત્ર માં ભારપૂર્વક કહેવાયું છે કે તમામ રોગો શિવામ્બુ(વ્યક્તિના સ્વ મૂત્ર) દ્વારા મટાડવામાં આવે છે, અને સમગ્ર માનવજાત શિવામ્બુના નિયમિત ઉપયોગ દ્વારા આરોગ્ય અને શક્તિ જાળવી શકે છે.

માતાના ગર્ભાશયમાં બાળક વિકસવાનું શરૂ કરે છે.

સગર્ભા સ્ત્રીઓના અજન્મા બાળકનું ભ્રૂણ એમ્નિઓટીક પ્રવાહીથી ઘેરાયેલું હોય છે.

એમ્નિઓટીક પ્રવાહી બાળકના વિકાસ માટે ખૂબ જ મહત્વપૂર્ણ છે જેમાં ફેટલ યુરીન હોય છે.

બાળક દ્વારા એમ્નિઓટીક પ્રવાહી અને ફેટલ યુરીન સતત શોષવામાં અને બહાર કાઢવામાં આવે છે.

અજાત બાળક તરતા, શ્વાસ લે છે, માતાના ગર્ભાશયમાં એમ્નીયોટિક પ્રવાહી અને ફેટલ યુરીનને ગળી જાય છે. શિવામ્બુ સંપૂર્ણપણે હાનિરહિત છે જે બાળકને રક્ષણ આપે છે અને સ્નાયુ / હાડકાં ના વિકાસ ને સામાન્ય રીતે વિકસાવવા પ્રોત્સાહન આપે છે અને બાળકને જીવન આપવા મદદ કરે છે.

શિવામ્બુ જે વિકાસશીલ બાળકને માતાના ગર્ભાશયમાં વિકસવા અને બાળકને જીવન આપે છે તે જેમાં તમામ રોગોને રોકવા, નિયંત્રિત કરવા અને ઇલાજ કરવાની કુદરતી શક્તિ છે.

ઘણા લોકો છે જેમને શિવામ્બુ વિશે ગેરસમજ છે અને તેઓ માને છે કે તે ગંદુ છે, ઝેરી પણ છે, કારણ કે તે શરીર દ્વારા બહાર ફેંકવામાં કરવામાં આવે છે. શિવામ્બુને નીચી નજરે જોવામાં આવે છે અને મોટાભાગના લોકો દ્વારા તેમણે શરીરનો કચરો માનવમાં આવે છે, તે ખરેખર પાણી કરતાં વધુ સ્વચ્છ છે. ફક્ત તે જ નહીં, પરંતુ કોઈના પોતાના મૂત્ર ને પીવું નિઃશંક ખૂબ જ આઘાતજનક વિચાર છે, નહીં તો ઘણી બધી અસાધ્ય બીમારીઓ ઠીક કરી છે.

જ્યાં સુધી તમે તેનો પ્રયોગ નહીં કરો, તમે ક્યારેય નહીં જાણી શકો કે તમારા શરીર પર તેની કેવી સરસ અસરો છે. સુદર પરિણામો દ્વારા તમે ખરેખર આશ્ચર્ય પામશો. તદ્દુપરાંત, તમારે વધારે પીડા સહન કરવાની, વારેઘડીએ ડોક્ટર પાસે જવાની, અથવા પારંપારિક મેડિકલ ઉપચાર માટે ખૂબ ખર્ચ કરવાની જરૂર નહીં પડે, શિવામ્બુ એ વ્યક્તિના પોતાના લોહીનું શુદ્ધિકરણ કરે છે.

મૂત્ર-ચિકિત્સાથી વારંવાર ઉથલો ખાતાં રોગ ને કાબુમાં તથા નાબૂદ થાય છે ઉપચાર શક્તિ આપણી અંદર છે

લાખો લોકો લાંબી બિમારીથી પીડાઈ રહ્યા છે. આજની માનવજાત અસંખ્ય અસાધ્ય રોગોથી ઘેરાયેલી છે અને માણસ સાવ નિઃસહાય અને ક્ષોભ અનુભવે છે.

સરકાર દ્વારા કરાયેલા સર્વે મુજબ આ ભયાનક રોગોથી અસરગ્રસ્ત લોકો દર વર્ષે વધી રહ્યા છે. વૈજ્ઞાનિકો અને તબીબી સંશોધન વિભાગ તેમની લાખ કોશિશ અને સતત સંશોધન છતાં પણ અનેક રોગો માટે કાયમી ઇલાજ શોધી શક્યા નથી.

કુદરતે આપણને બધી કુદરતી સુવિધાઓ જેવી કે હવા, પાણી, સૂર્યપ્રકાશ વગેરે પ્રદાન કર્યા છે, જે આપણા શરીર માટે જરૂરી છે. તે આપણને "દૈવી અમૃત" પણ પ્રદાન કરે છે જે "શિવામ્બુ" તરીકે ઓળખાય છે જે આપણા શરીરમાંથી વહે છે.

શિવામ્બુ પાસે તમામ પ્રકારના રોગોને નિયંત્રિત કરવા અને મટાડવાની કુદરતી સારવારની શક્તિ છે. જેમ કુદરતે નવજાત બાળકના પોષણ માટે માતાના સ્તનમાં દૂધ પૂરું પાડ્યું છે, તેવી જ રીતે કુદરતે પણ તેમના શરીરના આરોગ્યને જાળવવા અને વિવિધ રોગોના ઉપચાર માટે માનવ શરીરમાં શિવામ્બુ પૂરું પાડ્યું છે.

"શિવામ્બુ ચિકિત્સા" એ સૌથી અસરકારક પ્રાકૃતિક ઉપાય છે અને સારવારની સલામત પદ્ધતિ છે જેની કોઈ આડઅસર નથી. તે કેંસર, ડાયાબિટીઝ, બ્લડ પ્રેશર એચ.આઇ.વી / એઇડ્સ, કિડનીની નિષ્ફળતા, સ્નાયુ વિકાર, સંધિવા, સોર્યસિસ, વાળ ખરવા, માનસિક મંદતા અને મગજનો લકવો વગેરે જેવા તમામ પ્રકારના રોગોને રોકે છે, નિયંત્રિત કરી શકે છે અને મટાડી શકે છે.

તે રોગપ્રતિકારક શક્તિને તેજ બનાવી શકે છે, ચેતા ખરાબી સુધારી શકે છે, આપણા શરીરમાં સંચિત ઝેરને ઓગાળીને દૂર કરે છે. તે મૃત પેશીઓ ને પુનઃજીવિત, મગજ, હૃદય, ફેફસા, સ્વાદુપિંડ, યકૃત અને આંતરડા વગેરે જેવા મહત્વપૂર્ણ અંગોની પ્રતિકાર

શક્તિને ફરીથી બનાવી શકે છે. તે આપણા શરીરને નવયુવાન બનાવે છે અને લોકોના સ્વાસ્થ્યને સુરક્ષા કવચ આપે છે.

મોટા પ્રમાણમાં આખું વિશ્વ ભયાનક રોગોથી છૂટકારો મેળવી શકે છે અને કુદરતી સારવાર શક્તિથી "શિવામ્બુ ચિકિત્સા" સાથે આશીર્વાદ મેળવી શકે છે. બધી જ બિમારીઓ માટેનો "દૈવી રામબાણ" ઉપાય એ અતિ અનુભૂતિ છે જે તમારા જીવનને અપાર આનંદથી ભરી શકે છે. વ્યક્તિનો આત્મવિશ્વાસ અને સકારાત્મક વલણ તેમની બધી સમસ્યાઓ હલ કરી શકે છે અને તે સ્વસ્થ અને સુખી જીવન ટકાવી રાખવામાં સક્ષમ હશે.

ચિકિત્સકો અને ડોકટરો એમ કહેતા રહે છે કે શિવામ્બુ શરીરનું ઝેરી ઉત્સર્જન છે તે સત્યથી દૂર છે. મારા વ્યવહારુ અનુભવથી સાબિત થયું છે કે નિર્દેશ મુજબ વ્યવસ્થિત રીતે યોગ્ય પદ્ધતિમાં શિવામ્બુ ચિકિત્સા કરવાથી લગભગ તમામ રોગોને રોકી, નિયંત્રિત અને ઠીક કરી શકાય છે.

સૂર્ય પ્રકાશ માનવજાત માટે કુદરતની ઉપહાર છે. આપણાં શરીર અને મનને સ્વસ્થ રહેવા માટે સૂર્યપ્રકાશની જરૂર છે. સૂર્યોદય સમયે સૂર્ય પ્રકાશની હકારાત્મક ઉર્જા શારીરિક, માનસિક અને અધ્યાત્મિક સારવાર નિયંત્રિત અને પ્રોત્સાહિત કરવામાં મદદ કરે છે. સૂર્યને પૃથ્વીનો જીવન સહ-સર્જક અને ધારક માનવમાં આવે છે.

સમગ્ર વિશ્વમાં વૈજ્ઞાનિકો કોઈ અન્ય માનવસર્જિત વૈકલ્પિક શક્તિને સૂર્યપ્રકાશની સમકક્ષ શોધી અથવા બનાવી શકતો નથી.

શિવામ્બુ એ "જીવનનું અમૃત" છે જે એક કુદરતી પ્રવાહી છે જે સ્વસ્થ જીવન જાળવવાના હેતુથી કુદરત દ્વારા ભેટ આપવામાં આવી છે તે રોગોના યજમાનને ઠીક કરી શકે છે. સમકક્ષ અથવા સમાન શક્તિશાળી કુદરતી પ્રવાહી વિશ્વમાં અસ્તિત્વમાં નથી અને વૈકલ્પિક દવાના કોઈપણ અન્ય સ્રોત દ્વારા અથવા કોઈપણ અન્ય વૈજ્ઞાનિક પદ્ધતિ દ્વારા બનાવી કે પ્રાપ્ત કરી શકાતું નથી. શિવામ્બુ એ જીવનનું પાણી છે જે આધ્યાત્મિક વિકાસ અને શારીરિક સુખાકારી માટે આપણા સર્જક દ્વારા આપવામાં આવતો કુદરતી ઉપહાર છે. શિવામ્બુ પાસે કુદરતી ઉપચાર શક્તિ છે જે આપણી અંદર છે. ફક્ત

તમે જ તમારી જાતને સ્વસ્થ કરી શકો છો, જ્યાં સુધી તમે તમારી જાતને મદદ ન કરી શકો ત્યાં સુધી કોઈ તમને મદદ કરી શકે નહીં.

શિવામ્બુ એ શરીરની અંદર અને બહારની બધી વ્યથા માટે સાર્વત્રિક અને ઉત્તમ ઉપાય છે. તે ઝેરનું મારણ છે અને ઝેરનો નાશ કરે છે અને વીઆઈટી, પીઆઈટીટી, કેએએફએફએથી ઉત્પન્ન થયેલા તમામ રોગ અને તે પાચનમાં સુધારો કરે છે અને શરીર મજબૂત બને છે. તે શરીરમાંથી નકામા પદાર્થો અને ઝેરને દૂર કરીને અને શરીરની રક્ષણાત્મક યાંત્રિકિને તેજ કરીને માંદગીને મટાડે છે. તે જંતુઓ અને અન્ય ઝેરી ડંખ પર આશ્ચર્યજનક રીતે કાર્ય કરે છે. તે ગર્ભાશયમાં તમામ પ્રકારની ગર્ભાધાનની સમસ્યા, અતિશય માસિક સ્રાવ અને ગાંઠ માટે કામ કરે છે. તે આંખોના ઘણા રોગો, આંતરડાના કૃમિ, લાલચટક તાવ અને ત્વચાના તમામ રોગોનો નાશ કરે છે.

સ્વસ્થ જીવન જાળવવાના હેતુથી શિવામ્બુ કુદરત દ્વારા ભેટ આપવામાં આવ્યું છે. તે તમામ પ્રકારના રોગોને મટાડવાની અને સારું સ્વાસ્થ્ય જાળવવાની એક સંપૂર્ણ દવા વગરની પદ્ધતિ છે. તે લોહીને શુદ્ધ કરે છે અને જીવનને નવો તબક્કો આપે છે. શિવામ્બુમાં આવશ્યક સંયોજનો, વિટામિન્સ, હોર્મોન્સ અને તમામ મૂલ્યવાન ખનિજો, ક્ષાર અને રાસાયણિક સંયોજનો હોય છે જે માનવ શરીરના વિકાસ અને જાળવણી માટે ખૂબ જ જરૂરી છે. શિવામ્બુ શક્તિશાળી અસ્થિર મીઠું એસિડને શોષી લે છે અને માનવ શરીરમાં મોટાભાગના રોગના વિવિધ મૂળને નષ્ટ કરે છે.

શિવામ્બુનો સ્વાદ અને તેનો રંગ આપણે શું પીએ છીએ અને ખાઈએ છીએ તેના પર નિર્ભર છે. વ્યક્તિઓએ તેની સાથે જોડાયેલી સૂગને દૂર કરવી પડશે અને યોગ્ય પદ્ધતિ, તકનીક, જરૂરી આહાર અને ઉપચારની રીતને સમજવી પડશે. જ્યારે આપણે આપણા વાસણો અથવા ગંદા કપડાંને શુદ્ધ પાણીથી ધોઈએ છીએ, ત્યારે પાણી ગંદા થઈ જાય છે જેને ગટરમાં નિકાલ કરવો પડે છે. એ જ રીતે જો આપણે આપણા આહારમાં તેલ, મીઠું અને મરચાનો સમાવેશ કરીએ તો આપણે પીળો રંગનું મૂત્ર કરીશું અને તેમાં ગંધ

હશે જેનો નિકાલ કરવો પડશે. પરંતુ જો આપણે આપણા આહારમાં તેલ, મીઠું અને મરચાનો સમાવેશ ન કરીએ અને સંતુલિત હળવા આહાર લઈએ, પુષ્કળ પાણી અને ફળોનો રસ પીએ તો આપણે શુદ્ધ પાણી જેવા રંગહીન મૂત્ર કરશું જેમાં ઘણા વિવિધ વિટામિન હોય છે.

શિવામ્બુ એ લોહીનો પાણીનો ભાગ છે. શિવામ્બુ લોહીમાંથી આવે છે, તેથી તે યોગ્ય આહાર દ્વારા અનુસરવામાં આવે છે, જો તે પરસ્પર શિવામ્બુ પીતા હોય તો તે પીવા લાયક બનશે. તંદુરસ્ત વ્યક્તિનું શિવામ્બુ જો કોઈ વ્યક્તિને પોતાનું શિવામ્બુ એકત્ર કરવા મુશ્કેલી અથવા અસમર્થ હોય તો પી અથવા માલિશ કરી શકે છે.

કોઈ વ્યક્તિ અન્ય કોઈપણ તંદુરસ્ત વ્યક્તિનું પેશાબ પી શકે છે, કારણ કે આના જેવો બીજો કોઈ ઉપાય નથી. તેમાં ઉપચાર શક્તિ શામેલ છે જે આશ્ચર્યજનક છે અને વ્યક્તિ આધ્યાત્મિક રીતે જ્ઞાન મેળવે છે જેનો અનુભવ વ્યક્તિગત રીતે કરવો પડે છે.

માતા જો તે વધુ પાણી પીવે અને ફક્ત હળવો અને સંતુલિત આહાર ખાય તો તેના સફેદ રંગનું શિવામ્બુ (પાણીની જેવો ઓછો રંગ) એકત્રિત કરી શકે છે અને તેના શરીરમાંથી બહાર આવતા તરત જ તે બાળકને પીવા માટે આપી શકે છે.

આ પદ્ધતિને અપનાવી શકાય છે અને મગજનો લકવો અને મનોવિકાર જેવા જન્મથી રોગ ગ્રસ્ત બાળકો અને અન્ય લોકોને શિવામ્બુ આપી શકાય છે. શિવામ્બુ અન્ય વ્યક્તિઓને પણ આપી શકાય છે જેઓ સારવાર દરમ્યાન પોતાનું શિવામ્બુ પીવા માટે અસમર્થ હોય અને જે કોઈપણ પ્રકારની લાંબી બિમારીથી પીડિત હોય અથવા જેને છેલ્લો અને અંતિમ તબક્કો હોવાનું નિદાન થયું હોય.

* શિવામ્બુ એ ખુબજ અસરકારક ઉપચાર પદ્ધતિ છે અને સૌથી શક્તિશાળી કુદરતી સારવાર છે.

* તેમાં તમામ પ્રકારની જુના હઠીલા રોગોને નિયંત્રિત કરવા અને મટાડવાની કુદરતી ઉપચારની શક્તિ છે.

* તે રોગપ્રતિકારક શક્તિને વેગ આપી શકે છે, ચેતા મનોવિકારને સુધારી શકે છે, આપણા શરીરમાં સંચિત ઝેરને ઓગાળીને દૂર કરે છે.

* તે મૃત પેશીઓને પુનઃજીવિત કરી શકે છે; મગજ, હ્રદય, ફેફસાં, સ્વાદુપિંડ અને લીવર અને આંતરડા વગેરે જેવા મહત્વપૂર્ણ અંગોની પ્રતિકાર શક્તિને પુનઃ સ્થાપિત કરે છે.

* તે આપણા શરીરનો કાયાકલ્પ કરે છે અને લોકોના આમ આરોગ્યને સુરક્ષિત રાખે છે.

* તે તમામ પ્રકારના જુના હઠીલા રોગોને મટાડવાની એક સંપૂર્ણ દવા વગરની અસરકારક પદ્ધતિ છે.

* તે સારવારની સૌથી સુરક્ષિત પદ્ધતિ છે જેનાથી કોઈ આડઅસર થતી નથી.

* તે વધારે શક્તિશાળી છે અને કેમોથેરાપી તથા રેડિયશન કરતાં વધારે ફાયદાઓ ધરાવે છે.

* તે કેમોથેરાપીની આડઅસરો પણ ઘટાડી શકે છે.

* તે લાંબી બિમારીથી પીડાતા મૃતપ્રાય દર્દીઓ માટે જીવનનો નવો તબક્કો આપી શકે છે.

* શિવામ્બુ ચિકિત્સા એ સારવારના સકારાત્મક પ્રકારોમાંની એક છે અને અન્ય બધી પદ્ધતિઓ અને વૈકલ્પિક ઉપચારની તુલનામાં તમામ બિમારીઓને નિયંત્રણ અને ઉપચાર કરવામાં થોડો ઓછો સમય લે છે.

મૂત્ર ચિકિત્સા કેન્સર જેવી બીમારીને કાબુ માં લાવી શકે છે.

તે વધુ અસરકારક છે અને રેડિયશન તથા કેમોથેરાપી કરતાં વધુ ફાયદાઓ ધરાવે છે. તે કેન્સરના કોષોની વૃદ્ધિનો નાશ કરી શકે છે અને શરીરના અન્ય ભાગોમાં ફેલાતા અટકાવે છે. તે કોઈ આડઅસર પેદા કર્યા વિના કેન્સરગ્રસ્ત કોષમાં રહેલા ઝેરી પદાર્થને મારી શકે છે. આ ચિકિત્સા રક્તસંક્રામણ માં પણ એક સારા વિકલ્પ તરીકે અસરકારક છે.

જુના હઠીલા દર્દોથી પીડિત વ્યક્તિઓએ શિવામ્બુ પીવાથી, શિવામ્બુ સાથે શરીરની માલિશ કરીને, શિવામ્બુના વેટ પેક ને શરીર પર રાખવો, પાણી પીવું, ફળોનો રસ પીવો અને સંતુલિત હળવો આહાર જાળવવો જોઈએ.

જે લોકોએ શિવામ્બુ ચીકીત્સા અપનાવી છે તે લોકોએ 3 દિવસ સુધી "કઠોર શિવામ્બુ ઉપવાસ" કરી શકે છે એટલે કે સારવાર દરમિયાન માત્ર પાણી અને શિવામ્બુ પીવું. વધુ ઝડપી અને સારા પરિણામ માટે દર 7 દિવસે શિવામ્બુ ઉપવાસનું પુનરાવર્તન કરવું જોઈએ.

કેન્સરની સારવાર પરંપરાગત રીતે સર્જરી, રેડિયેશન થેરાપી અને કેમોથેરાપી દ્વારા કરવામાં આવે છે. જો કે આંકડાઓ સૂચવે છે કે કેંસર ની સારવાર માં આ ઉપચારની અસરકારકતા મર્યાદિત છે અને આડસરોથી ગ્રસીત છે.

કેમોથેરાપીમાં સક્ષમ લાભો છે જે શરીરના અન્ય ભાગોમાં ફેલાયેલા કેટલાક કેંસરના કોષોને ઘટાડે છે અને મારી શકે છે.

તે કેટલાક અંશે શરીરમાં ગાંઠને સંકોચવામાં પણ મદદ કરે છે.

કેમોથેરાપીમાં કેટલીક આડઅસરો હોય છે કારણ કે તે કેંસરના કોષોની સાથે સ્વસ્થ કોષોને મારી નાખે છે અને તેનો નાશ કરે છે. આ સારવારની આડઅસરને કારણે વિવિધ મુશ્કેલીઓ ઊભી થાય છે જેના પરિણામે વાળ ખરવા, ઉલ્ટી થવી, પેટમાં દુખાવો, ચેપ, ચેતા અને સ્નાયુઓમાં દુખાવો, શ્વેતકણો અને શરીરમાં લાલકણોમાં ઘટાડો થાય છે.

શિવામ્બુ ચિકિત્સાની કોઈ આડઅસર નથી. ટૂંકા ગાળામાં વધુ ફાયદા અને સકારાત્મક પરિણામો પ્રાપ્ત કરવા માટે તે સર્જરી અને કેમોથેરાપી હેઠળના વ્યક્તિઓ દ્વારા તેને અપનાવી શકાય છે.

જે લોકો પહેલેથી જ સર્જરી કરાવી ચૂક્યા છે અને કેમોથેરાપી કરાવી રહ્યા છે તે ટૂંકા ગાળામાં વધુ લાભ અને સકારાત્મક પરિણામો પ્રાપ્ત કરવા માટે શિવામ્બુ ચિકિત્સા અપનાવી શકે છે. ડોકટરોની

સલાહ મુજબ તેઓ કેમોથેરપી કરાવી શકે છે અને તેઓ તે જ સમયે શિવામ્બુ ચિકિત્સા ચાલુ રાખી શકે છે.

તે કેમોથેરાપીની આડઅસરો ઓછી કરી અને ઘટાડી શકે છે અને ઝડપથી પુનઃ સ્થાપન થવા માટે મદદ કરશે. તે તેમની રોગપ્રતિકારક શક્તિમાં સુધારો કરશે, તંદુરસ્ત રક્તકણોનું નિર્માણ કરશે અને તેમની પ્રતિકાર શક્તિમાં વધારો કરશે. "શિવામ્બુ ચિકિત્સા" તેમને જીવનનો નવો તબક્કો આપી શકે છે અને તેમને તમામ પ્રકારના દુઃખોથી રાહત આપી શકે છે.

જે લોકો કેમોથેરાપી કરાવી રહ્યા છે તે હોસ્પિટલમાં સારવાર દરમિયાન અન્ય કોઈપણ તંદુરસ્ત વ્યક્તિનું શિવામ્બુ પી શકે છે. તે તેમને કેમોથેરાપીની આડઅસરોને કારણે ઉદ્ભવતા વિવિધ મુશ્કેલીઓ ઘટાડવામાં મદદ કરશે. જો કે તેઓ પુષ્કળ પાણી પીતા રહે તો કેમોથેરાપીના 24 કલાક પછી તેઓ પોતાનું શિવામ્બુ પણ પી શકે છે. જ્યારે પણ તેમને લાગે કે તેમનો પેશાબ રંગહીન છે અને તેમાં કોઈ ગંધ નથી.

ડોકટરો અને ઓંકોલોજીસ્ટ કેંસરના અદ્યતન અને છેલ્લા 4 થા તબક્કાના નિદાનવાળા દર્દીઓ માટે કેમોથેરાપી અથવા અન્ય કોઈ સારવારની ભલામણ કરતા નથી. તેઓને લાગે છે કે તેમની બચવાની સંભાવના ખૂબ ઓછી છે અને કેમોથેરાપીની આડઅસરો સામે દર્દી ટકી શકશે નહીં. ડોકટરો તેમના અસ્તિત્વની આશાઓ મૂકી દે છે અને દર્દશામક દવા સૂચવે છે.

દર્દશામક કેમોથેરાપી અને દર્દશામક દવા પીડાને અમુક હદ સુધી ઘટાડી શકે છે અને તેઓ જીવે ત્યાં સુધી મુશ્કેલ પરિસ્થિતિમાં મદદ કરે છે. તેનાથી કોઈ રોગ મટાડતો નથી.

શિવામ્બુ ચિકિત્સા એ વ્યક્તિ દ્વારા અપનાવવામાં આવી શકે છે કે જે લોકોને અગાઉથી કેંસરનું અંતિમ ચોથા તબક્કાનું નિદાન થયું છે જેમાં અન્ય કોઈ દવા જવાબ ન આપે. જ્યારે શિવામ્બુ ચિકિત્સા યોગ્ય પદ્ધતિમાં અપનાવવામાં આવે છે ત્યારે તેની અસર થાય છે અને ટૂંકા ગાળામાં જ ફાયદા અને પ્રતિસાદ આપવાનું શરૂ

કરે છે. તે કેંસરના કોષોને મારી શકે છે અને તેમને શરીરના અન્ય ભાગોમાં ફેલાવવાથી અને તેમના વેદનાથી રાહત આપે છે.

દર્દશામક કેમોથેરાપી શક્તિશાળી અથવા મજબૂત ઇંજેક્શન નથી. તેના ફાયદા અને આડઅસર મર્યાદિત છે. તે કેંસર મટાડતું નથી. તે હળવા / નરમ ઇન્જેક્શન છે અને કેંસરના કોષોને સંકોચી દેવાના કેટલાક ફાયદાઓ છે.

* દર્દશામક ઉપચાર પર રહેલા દર્દીઓના જીવંત રહેવાની આશા ડોક્ટરો છોડી દે છે. તેઓ તેમના દુઃખને ઓછું કરવા અને મુશ્કેલ પરિસ્થિતી માંથી બહાર કાઢવા માટે દર્દશામક દવાઓની સલાહ આપે છે. જે લોકો દર્દશામક સારવાર / દવા લઈ રહ્યા છે તે પણ શિવામ્બુ ચિકિત્સા અપનાવી શકે છે. તે તેમની પીડા અને વેદનાને દૂર કરી શકે છે અને તેમના જીવનકાળમાં વધારો કરી શકે છે.

* ડોકટરોએ આ તથ્યો પર વિશ્વાસ કરવો જોઈએ કે "શિવામ્બુમાં કુદરતી અને દૈવી ઉપચાર કરવાની શક્તિ છે" અને એક જ કુદરતી ઉપાય છે જે વિવિધ પ્રકારના રોગોને નિયંત્રિત કરી શકે છે અને મટાડી શકે છે. મે મારા પુસ્તકમાં દર્દીઓના મેડિકલ ટેસ્ટ રિપોર્ટ્સ સાથે પ્રશંસાપાત્ર અને કેસના હિસ્ટરી દ્વારા હકીકત ને સાબિત કરી છે.

* ડોક્ટરો તેમની પોતાની સારવાર પદ્ધતિ અપનાવી શકે છે પણ તે જ સમયે તેમની સાથે સારવારની પ્રાકૃતિક પદ્ધતિ પર જ્યાં સુધી દર્દીઓ સ્વસ્થ થાય અને તેમના દર્દ થી રાહત મળે ત્યાં સુધી કોઈ પણ પ્રકારની રોક નો હોવી જોઈએ.

* ડોકટરોએ જુના હઠીલા દર્દોથી પીડાતા દર્દીઓને શિવામ્બુ ચિકિત્સા અપનાવવાની સલાહ આપવી અને ભલામણ કરવી જોઈએ. તે લાખો લોકોનું જીવન બચાવી શકે છે અને તેમને તેમના દુઃખોમાંથી રાહત આપી શકે છે. તે કેન્સર ના દર્દીઓને નવું જીવન આપી શકે છે.

* ઘણા કિસ્સાઓમાં દર્દીઓને જો પ્રારંભિક તબક્કે જ શિવામ્બુ ચિકિત્સા અપનાવવામાં આવે અને તેનું યોગ્ય રીતે પાલન કરવામાં

આવે તો દર્દીઓ સર્જરી, બાયોપ્સી, કેમોથેરાપી અને રેડિયેશનને ટાળી શકે છે.

શિવામ્બુ એક સાર્વત્રિક ચિકિત્સા છે

બજારમાં વિવિધ રોગોના ઉપચાર માટે હજારો દવાઓ ઉપલબ્ધ છે. દરેક દવાની શરીરના અવયવો અને તેની વિવિધ પ્રણાલી પર અલગ અલગ અસર હોય છે. પેટની દવાઓ આંખોમાં મૂકી શકાતી નથી. આંખોની દવા કાન માટે ઉપયોગી નથી અને કાન ની દવા મોં માટે અનુકૂળ નથી. પરંતુ શિવામ્બુ જ એક માત્ર એવી દવા છે જે માનવ શરીરમાં તૈયાર કરવામાં આવે છે જે સાર્વત્રિક ઉપાય છે તેમજ લગભગ દરેક પ્રકારના રોગોની રોકથામ અને ઉપચાર પ્રદાન કરે છે, તેનું નામ, તેનું કારણ અથવા તબક્કો ગમે તે હોઈ શકે. તેમજ રોગના નિદાન માટે તેને કોઈ ડોક્ટરની જરૂર નથી. ભગવાને આપણને જન્મથી જ અમૂલ્ય ભેટ આપી છે જે આધુનિક આરોગ્ય વિજ્ઞાન મુજબ તીવ્ર કે હઠીલા રોગોને મટાડવા સક્ષમ છે.

"શિવામ્બુ ચિકિત્સા" બચાવ ની તકોમાં વધારો કરી શકે છે અને તે કેન્સરથી થતાં મૃત્યુમાં ઘટાડો કરી શકે છે

શિવામ્બુ ચિકિત્સા કેંસરના દર્દીઓ દ્વારા અપનાવી શકાય છે જેઓ હોસ્પિટલમાં તબીબી સારવાર અને કેમોથેરાપી લઈ રહ્યા છે.

તેનાથી દર્દીઓની સહન શક્તિમાં વધારો થશે અને તેઓ કીમોથેરાપી અને અન્ય દવાઓની આડઅસરની અનુભૂતિ કરશે નહીં.

શિવામ્બુના ઉપચારને નહીં અપનાવતા અન્ય દર્દીઓની સરખામણીએ તેઓ ખૂબ જ ઝડપથી સાજા થશે.

તે મૃતપ્રાય દર્દીઓ જે જીવનભર દર્દશામક દવાઓ પર રખવામાં આવ્યા છે તેમના દુઃખોને ઘટાડી / ઓછું કરી શકે છે.

તેને કેંસર સામે લડવાની શ્રેષ્ઠ પદ્ધતિ તરીકે વિચારણામાં લઈ શકાય છે.

તે કેંસરના દર્દીઓની બચવાની તકોમાં વધારો કરી શકે છે. ઘણા કેસોમાં દર્દીઓ સર્જરી અને કેમોથેરાપીથી બચી શકે છે તે કેંસરને કારણે થતાં મૃત્યુની સંખ્યામાં ઘટાડો કરી શકે છે.

તે રોગપ્રતિકારક શક્તિને વધારી શકે છે, ચેતાતંત્રની ગરબડીને સુધારી શકે છે આપણાં શરીરમાં સંચિત ઝેરને ઓગાળીને દૂર કરે છે.

તે મૃત પેશીઓને પુનઃજીવિત કરે છે, મહત્વપૂર્ણ અંગો જેવાકે મગજ, હૃદય, ફેફસા, સ્વાદુપિંડ, યકૃત અને આંતરડા વગેરેની રોગ પ્રતિકારક શક્તિનું પુનઃ નિર્માણ કરે છે.

તે આપણા શરીરનો કાયાકલ્પ કરે છે અને લોકોના આરોગ્યને સુરક્ષિત રાખે છે.

તે તમામ પ્રકારના જુના હઠીલા રોગોને મટાડવાની એક સંપૂર્ણ દવા વગરની અસરકારક પદ્ધતિ છે.

તે સારવારની સૌથી સુરક્ષિત પદ્ધતિ છે જેનાથી કોઈ આડઅસર થતી નથી.

તે ખૂબ જ અસરકારક ઉપચાર પદ્ધતિ અને ખૂબ જ શક્તિશાળી કુદરતી સારવાર છે.

તે વધુ શક્તિશાળી છે અને કેમોથેરાપી અને રેડિયેશન કરતાં વધુ ફાયદાઓ છે.

શિવામ્બુ ચિકિત્સા એ સારવારના સકારાત્મક પ્રકારોમાંની એક છે અને અન્ય બધી પદ્ધતિઓ અને વૈકલ્પિક ઉપચારની તુલનામાં તમામ બિમારીઓને નિયંત્રણ અને ઉપચાર કરવામાં ઓછો સમય લે છે.

શિવામ્બુ ચિકિત્સા એ તમને તમામ પ્રકારના રોગોથી દૂર રાખવા માટે શ્રેષ્ઠ નિવારણ પદ્ધતિ છે. તે તમામ પ્રકારના હઠીલા રોગોને નિયંત્રિત કરી શકે છે અને મટાડી શકે છે. તંદુરસ્ત વ્યક્તિઓ પણ કોઈ રોગ વિના શિવામ્બુ ચિકિત્સા અપનાવી શકે છે. તેઓ થોડા દિવસોમાં સ્ફૂર્તિવાન લાગશે અને તેઓ જીવનભર તંદુરસ્ત રહેશે.

શિવામ્બુ ચિકિત્સા એ માત્ર તમને સુંદર બનાવવા કે કાયાકલ્પ કરવા જ નહીં, પરંતુ તે તમારા વ્યક્તિત્વને પણ અસર કરે છે. તે તમને ખુશહાલ બનાવે છે. તમારામાંથી ઘણાને આશ્ચર્ય થશે કે આ વિશ્વમાં ખરેખર આવી કોઈ અદભૂત વસ્તુ છે કે નહીં. એક કહેવત છે "દેખાય તે મનાય". તેને પીવો અને તમારા માટે જુવો.

વિવિધ રોગોના ઉપચાર

એક અંદાજમુજબ વિશ્વમાં ૮,૦૦૦ થી વધુ રોગો છે. તેના ઉપચાર માટે વિવિધ પ્રકારની દવાઓ, વૈકલ્પિક અને સાકલ્યવાદી પદ્ધતિઓ છે. સારવાર માટે આપવામાં આવતી કેટલીક દવાઓની રોગ મટાડવાની અસર મર્યાદિત હોય છે અને કેટલીક દવાઓની આડઅસર પણ હોય છે.

મધુપ્રમેહ(ડાયાબિટીસ)

એક અંદાજ અનુસાર ભારતમાં ડાયાબિટીસના ૫.૮ કરોડ દર્દીઓ છે. ડાયાબિટીઝ એ વિશ્વમાં લગભગ દરેક જગ્યાએ જોવા મળે છે. તે ઘણા ઘર કરી ગયેલા રોગોનું મૂળ કારણ માનવામાં આવે છે. પેશાબ થી ઉપચાર એ ડાયાબિટીઝને રોકવા, નિયંત્રણ કરવા અને મટાડવાની સારવારની સૌથી સલામત અને સરળ પદ્ધતિ છે. તે ડાયાબિટીઝથી થતી અન્ય બધી સમસ્યાઓ જેવી કે હૃદય રોગ, હાયપરટેન્શન અને ડાયાબિટીક રેટિનોપેથી(નેત્રપટલ ને થતું નુકશાન) થી સુરક્ષિત રાખે છે.

ડાયાબિટીઝ એ એક હોર્મોનલ(આંતરસ્ત્રાવીય) સમસ્યા છે કે જેની સારવાર ન કરવામાં આવે તો તે હૃદય રોગ, અંધત્વ, કિડની નિષ્ફળતા અને પગ કાપવો (અંગવિચ્છેદન) પડે તેવી ગંભીર આરોગ્યની મુશ્કેલીઓ પેદા કરી શકે છે.

"પેશાબ થી ઉપચાર" એ ડાયાબિટીઝને અંકુશમાં રાખે છે અને મટાડી પણ શકે છે અને ઘણા કિસ્સાઓમાં તેમાં ઇન્સ્યુલિન / ગોળી (દવા) લેવાની જરૂર નથી. તે મોટા પ્રમાણમાં ઇન્સ્યુલિન /ગોળીઓ(દવા)ના સેવનને ઘટાડવામાં પણ મદદ કરી શકે છે. તે અનિયંત્રિત ડાયાબિટીઝ દ્વારા થતી સમસ્યાઓ અટકાવી શકે છે અને તંદુરસ્ત જીવન જીવવા માટે મદદ કરે છે.

"ડાયાબિટીઝ" ના નિયંત્રણ અને ઇલાજ માટેની સારવારની પદ્ધતિ:-

ડાયાબિટીઝ નો પેશાબની થેરેપી દ્વારા નિયંત્રણ / ઇલાજ કરી શકાય છે જો તે યોગ્ય રીતે કરવામાં આવે. શરૂઆતમાં તમારે ગોળીઓ / ઇન્જેક્શન (ડાયાબિટીસ માટે) લેવાના હોય છે,જે તમે ઉપચારની સાથે લઈ રહ્યા છો, પરંતુ તેમાં તમારે સુગર (ગ્લુકોઝ)નું સ્તર ચકાસતા રહેવું પડશે અને ધીમે ધીમે ગોળીઓ / ઇન્જેક્શન ઘટાડવા પડશે. તમને ૧૦ થી૧૫ દિવસની અંદર ફાયદા નો ખ્યાલ આવી જશે.

જે વ્યક્તિને ડાયાબિટીઝ છે તેને નિયમિતપણે સુગર નું પ્રમાણ ચકાસતા રહેવું જોઈએ અને જ્યારે પણ તેમનું ભોજન પહેલા નું સુગર પ્રમાણ ૮૦ મિલિગ્રામ/ડીસીલીટર અથવા તેનાથી નીચે આવે છે, ત્યારે તેઓએ પોતાની ગોળીઓ ઘટાડવી જોઈએ. જો તેઓ 2 ગોળીઓ લઈ રહ્યા છે, તો તેઓએ દર વખતે તેની ½ ગોળી ઘટાડવી જોઈએ. તેવી જ રીતે જો તેઓ ઈન્જેક્શન લઈ રહ્યા છે તો તેઓ દર વખતે ૨૫% જેટલું પ્રમાણ ઘટાડશે. તેઓ ઉપરોક્ત સરળ પદ્ધતિ દ્વારા તેમના બ્લડ સુગર નુ નિયંત્રણ અને ઇલાજ કરી શકે છે. વ્યક્તિ ને ખ્યાલ આવશે અને અવલોકન કરતા માલુમ પડશે કે તેમના બ્લડ સુગરનું પ્રમાણ દિવસે દિવસે સુધરે છે અને તેઓ તેમના ટેસ્ટ ના પરિણામ નું નિરીક્ષણ કર્યા પછી ધીમે ધીમે તેમની ગોળીઓ અથવા ઇન્જેક્શન ઘટાડી શકે છે. ક્ષતિગ્રસ્ત સ્વાદુપિંડ ફરી જીવંત થશે અને કાર્ય શરૂ કરશે.

પેશાબ ને પીવા , શરીરને પેશાબથી માલિશ કરવા અને પેશાબ ના ભીના પેક રાખવા ની સાથે સંતુલન અને હળવા આહાર એ મહત્વપૂર્ણ અને જરૂરી છે.મહત્તમ લાભ મેળવવા માટે ક લાંબા સમય રોગથી પીડાતા દર્દીઓ દ્વારા આ પદ્ધતિ અપનાવવી જોઈએ.

જો કોઈ વ્યક્તિ દરરોજ ૫૦૦ મિલી અથવા ૧ લિટર "શિવમ્બુ" પવિત્ર પ્રવાહી (પોતાનું પેશાબ) પીવે, તો અનિયંત્રિત ડાયાબિટીસ નિયંત્રણમાં આવે છે અને તેના / તેણીના ઇન્સ્યુલિન

/ગોળીઓનું દૈનિક સેવન ઓછું થઈ જશે. તે અનિયંત્રિત ડાયાબિટીઝ દ્વારા થતી સમસ્યાઓને અટકાવી શકે છે અને તંદુરસ્ત જીવન જીવવા માટે મદદ કરે છે. તે તમામ પ્રકારના ઘર કરી ગયેલા રોગોને (લાંબા સમય થી હોય) મટાડવાની અને સારી તંદુરસ્તી જાળવવાની સંપૂર્ણ અસરકારક પદ્ધતી છે.

દરરોજ ½લિટરથી 1 લિટર પેશાબ પીવાથી વ્યક્તિ સ્વસ્થ રહે છે.

કિડની ને લગતી સમસ્યા

જે વ્યક્તિને કિડનીની સમસ્યા હોય છે અને ડાયાલીસીસ માટે જઇ રહ્યા છે તેને પેશાબ થેરેપીથી પણ લાભ શકે છે. ડોક્ટર ની સલાહ મુજબ તેઓ ડાયાલીસીસ ચાલુ રાખી શકે છે. તેઓ તેની સાથે પેશાબ થેરેપીને પણ અપનાવી શકે છે અને ધીમે ધીમે તેઓ તેમના સ્વાસ્થ્યમાં સુધારો થશે.

કેટલાક કિસ્સાઓમાં જો વ્યક્તિ વધુ પાણી પીવા માટે સમર્થ નથી અને પૂરતો પેશાબ પસાર કરતો નથી તો તે અન્ય કોઈપણ તંદુરસ્ત વ્યક્તિનું પેશાબ પી શકે છે,અને આ થેરાપી નો લાભ લઈ શકે છે.. તે દર વખતે ઓછા ઓછા પ્રમાણમાં સેવન કરીને દિવસમાં 1 લિટર પેશાબ પી શકે છે. તેણે પોતાના શરીરને પેશાબથી માલિશ કરવી અને પેશાબ ના ભીના પેક તેના પેટ પર રાખવા.

જે વ્યક્તિઓ ડાયાલિસીસ પર હોય અથવા લોહીમાં વધારે પ્રમાણમાં પોટેશિયમ હોય તેઓએ શાકભાજીમાંથી વધારે પોટેશિયમ દૂર કરવા માટે શાકભાજી કાપીને ૪ થી ૬ કલાક પાણીમાં પલાળી રાખવી જોઈએ અને ત્યારબાદ તેનો ઉપયોગ કરવો જે લોહીમાં પોટેશિયમનું વધારે પ્રમાણ નિયંત્રણમાં લેશે.

પેશાબ પીધા પછી જો તે વ્યક્તિ જોડે પેશાબ ના ભીના પેક અને માલિશ કરવા માટે પૂરતો પેશાબ એકત્રિત કરી શકતા નથી, તો તેઓ હળવા આહાર અને રસ લે છે તેવા અન્ય લોકો નો પેશાબ લઈ શકે છે જે અને તેનો ઉપયોગ કરી શકે છે.

જે વ્યક્તિને શરીરના ભાગોમાં સોજો આવે છે તે સવારે શરૂઆતમાં થોડા દિવસો માટે એક લેક્સિક્સ નામની દવા લઈ શકે છે અને સોજો ઓછો થઈ જશે.

વ્યક્તિઓ ગાયનું પેશાબ પણ એકત્રિત કરી શકે છે અને મસાજ માટે તેનો ઉપયોગ કરી શકે છે.

તેઓ સવારે થોડા પ્રમણમાં ગાય નું પેશાબ પણ પી શકે છે.

એચ.આય.વી / એડ્સ

આપણા દેશમાં એચ.આય.વી / એઇડ્સ સાથે લગભગ ૨.૫ કરોડ વ્યક્તિઓ રહે છે. એચ.આય.વી / એઇડ્સ એ એક રોગ છે જેમા લોકોની રોગપ્રતિકારક શક્તિ ધીમે ધીમે ઓછી થતી જાય છે અને ચેપગ્રસ્ત રોગો ને કોઈ પણ દવાની અસર થતી નથી.એચ.આય.વી ચેપથી સીડી- ૪ અને ટી કોષોની સંખ્યામાં ક્રમિક ઘટાડો થાય છે.એચ.આય.વી. માં સીડી -૪ ની ઉણપને કારણે દર્દીની રોગપ્રતિકારક શક્તિ ધીમે ધીમે ઓછી થાય છે. દિવસે દિવસે દર્દીની તબિયત લથડતી રહે છે અને તેઓ વિવિધ સમસ્યાઓનો ભોગ બને છે. ડોકટરો તેમને કેટલીક દવાની સલાહ આપે છે અને એન્ટી-રેટ્રોવાયરલ થેરાપી “એઆરટી” લેવાનું કહે છે, જે તેમને માત્ર રોગપ્રતિકારક શક્તિને થતાં નુકશાન માં વિલંબ થાય તે માટે અપાય છે.જો કે આજદિન સુધી તબીબી વિજ્ઞાન માં તેનો કોઈ ઇલાજ ન હોવાને કારણે તેનાથી થતી પીડા માં વધારો થતો જાય છે.

એન્ટી-રેટ્રોવાયરલ થેરેપી "એઆરટી" કરતા યુરિન થેરેપી વધુ શક્તિશાળી છે. તે એચ.આય.વી / એઇડ્સ દર્દીઓના સ્વાસ્થ્ય ને થતા નુકશાન નું નિયંત્રિત કરે છે અને તેમની શક્તિમાં સુધારો કરી શકે છે. તે એચ.આય.વી / એડ્સને અંકુશમાં રાખે છે અને તેને મટાડી શકે છે અને તેમને અન્ય તમામ સમસ્યાઓથી રાહત આપે છે. તે તેમની રોગપ્રતિકારક શક્તિને મજબૂત કરે છે અને તેમના સીડી-૪ ની સંખ્યા માં વધારો કરે છે. કેટલાક લોકો જેમની પાસે સીડી-૪ ની સંખ્યા ૫૦ કરતા ઓછી હોય છે તેઓ તેમ ના સીડી-૪ ને ૮૦૦ અને તેથી વધુ સુધી વધારી શકે છે.

પેશાબ થેરેપી શરીર ની રોગપ્રતિકારક શક્તિને વેગ આપી શકે છે અને સીડી-૪ ની સંખ્યા માં વધારો કરે છે.

તે વાયરલ ના ચેપને ઘટાડી શકે છે અને વ્યક્તિને બધી મોટી સમસ્યાઓથી રાહત આપી શકે છે.

તે તમામ પ્રકારના ઘર કરી ગયેલા રોગોને (લાંબા સમય થી હોય) મટાડવાની દવા વગરની એક સંપૂર્ણ અસરકારક પદ્ધતી છે. તે આપણા શરીર માં પુનઃ શક્તિસંચાર કરાવે છે અને લોકોના આરોગ્યને સુરક્ષિત રાખે છે.

તે શરીરમાં ભેગા થયેલા ઝેરને ઓગાળીને દૂર કરે છે.

તે સારવારની સલામત પદ્ધતિ છે જેની કોઈ આડઅસર થતી નથી.

તે રોગપ્રતિકારક શક્તિને વેગ આપે છે, ચેતા તંતુ ને લગતા રોગ માં સુધારો કરે છે, આપણા શરીરમાં સંચિત ઝેરને ઓગાળીને દૂર કરે છે.

તે મૃત પેશીઓને પુનર્જીવિત કરી શકે છે; મહત્વપૂર્ણ અંગો જેવા કે મગજ, હૃદય, ફેફસાં, સ્વાદુપિંડ, યકૃત અને આંતરડા વગેરે ના પુનર્નિર્માણ માટે શકિત પૂરી પાડે છે.

એચ.આય.વી / એડ્સના મોટા ભાગના દર્દીને એન્ટિરેટ્રોવાયરલ થેરાપી (એઆરટી) ની જરૂર ન પડે.

ખરતા વાળ ની સમસ્યા માટે

તમારા માથાને પેશાબ થી મસાજ કરો, એક દિવસ સુધી જૂની પેશાબમાં ડૂબેલ કપડા ને માથા પર રાખો.

તમારા માથાને ઢાંકવા માટે પ્લાસ્ટિકની ટોપી પહેરો.

તેને બીજા કપડાથી પણ દિવસના સમયે ૨ કલાક અથવા રાત થી સવાર સુધી તમારા માથા પર ઢાંકી રાખો.

તે સિવાય તમને સલાહ આપી તે મુજબ તમારો પેશાબ પીવો.

મગજ નો લકવો

મગજ નો લકવો, માનસિક મંદતા-અપંગતા એ જન્મ વખતે મગજ ને થતા નુકશાન ને લીધે થાય છે, જેમા અનિયંત્રિત સ્નાયુ ખેંચાણ સાથે

મોટર કંટ્રોલ ના અભાવ થીનુકશાન થાય છે જે લકવા નું કારણ બને છે.આ રોગથી અસરગ્રસ્ત છે તેમના હાથ અને પગ વળી ગયેલા હોય છે જેથી તેઓ સહાય વિના ચાલવામાં અથવા સંતુલન લાવવામાં અસમર્થ છે અને તેઓ. બોલવા, સાંભળવા, બેસવા અને ઊભા રહેવા સક્ષમ નથી.

પેશાબ ના ઉપયોગ થી મગજ ના લકવા સહિતની જન્મથી થતી તમામ બિમારીઓ ને નિયંત્રણ રાખવા અને મટાડવાની શક્તિ છે. બાળકો જેને જન્મ થી મગજ ના લકવા ની અસર છે,જેઓ ચાલવા,બેસવા,ઊભા રહેવા, બોલવા અને સાંભળવા મટે સક્ષમ નથી તેઓ આનાથી ચાલી, બેસી અને ઊભા રહી શકી છે.તેઓ બોલવામાં, સાંભળવામાં, અવાજ નો પ્રતિસાદ આપવા અને વ્યક્તિઓને ઓળખવામાં સક્ષમ બને છે.તે યાદશકિત વધારે છે, બુદ્ધિ અને મગજના કાર્યને વિકસિત કરી શકે છે અને તેમની શારીરિક ખોડ સુધારી શકે છે. તેમના વળી ગયેલા હાથ અને પગ સીધા થઈ શકે છે અને તેમના શરીરમાં સ્નાયુઓ ને વિકસિત કરે છે.

આંખની સમસ્યા / મોતિયા માટે

આંખોમાં પેશાબના તાજા ટીપાં નાખો અને તેને દિવસમાં ૪ વખત પુનરાવર્તિત કરો.

તાજા પેશાબ ધરાવતા આંખો માટેના કપ થી આંખ પલાળવી અને ૧૦ મિનિટ સુધી પલકારા મારવા,આને દિવસમાં ૪ વખત પુનરાવર્તિત કરો.

પેશાબના ભીના પેકને ૧૦ મિનિટ સુધી આંખો પર રાખો,આને દિવસમાં ૪ વખત પુનરાવર્તિત કરો.

ખરજવુ

જ્યાં તમને ખરજવું આવે છે ત્યાં મસાજ ન કરો. ફક્ત તે ભાગ પર પેશાબ લગાવો અને સુકાવા માટે છોડી દો. એકવાર તે સુકાઈ જાય પછી ફરીથી પેશાબ લગાવો અને તેને સુકાવા રાખો.આને અનેક વાર પુનરાવર્તિત કરી શકો છો.તે સિવાય તમે તે ભાગ પર પેશાબ ના ભીના પેક રાખી શકો છો અને સવારે તેને નીકળી દેવા.

મોં / ગાલ નું કેન્સર

પેશાબ ના ઉપચાર દ્વારા મોં /ગાલ ના કેન્સર નોનઇલાજ થઈ શકે છે.

તાજા પેશાબને તમારા મોંમાં ૧૦ મિનિટ સુધી રાખો અને પછી તમારા મોંમાં પેશાબ ફેરવીને તેના કોગળા કરો અને પછી તેને ફેંકી દો.

દિવસમાં ૬ વખત આ પુનરાવર્તિત કરો.

તમારા ચહેરા / ગાલની બંને બાજુ પેશાબ નું ભીનું પેક રાખો.

આ પદ્ધતિ કોઈપણ પ્રકારની મોં ની સમસ્યા જેવીકે દાંતમાં દુખાવો, પેઢા ની સમસ્યા અથવા મોં માં થતી ચાંદી માટે અપનાવી શકાય છે.

પેશાબ પીવો, પેશાબ અને પેશાબના ભીના પેકથી શરીરને માલિશ કરવું જરૂરી છે.

વંધ્યત્વ

જીવનસાથી નો પેશાબ પીવો એ એક જાતીય ઉતેજના છે.

પતિ અને પત્નીએ એકબીજાના પેશાબ પીવા પડે.

તેઓએ તેમના શરીરને એકબીજાના પેશાબ વળી મસાજ આપવો પડે.

આનાથી પત્નીના શરીરમાંથી હોર્મોન્સ સ્થાનાંતરિત થશે પતિના શુક્રાણુઓને મજબૂત બનાવશે.

શુક્રાણુઓ વધરવા સિવાય તે જાતીય ક્ષમતામાં વધારો કરે છે અને ગર્ભધારણ શક્ય બનાવે છે.

કેટલીક સ્ત્રીઓ કે જેમને બાળકોને જન્મ આપવાની સકારાત્મક મહત્વાકાંક્ષા હોય છે, તેઓ કોઈ અણધાર્યા કારણોસર વંધ્યત્વ ને લીધે અથવા પતિના અપૂરતા સક્રિય શુક્રાણુઓને લીધે ગર્ભ ધારણ કરવામાં અસમર્થ હોય છે.

પોતાની બાળક રાખવાની મહત્વાકાંક્ષાને પૂર્ણ કરવા માટે, પતિ- પત્ની બંનેએ એકબીજાનુ તાજું પેશાબ પીવું પડશે. તે બંનેએ

સમાન સંતુલિત અને હળવા આહાર લેવો જોઈએ અને પેશાબ થેરાપી ની (ઉપચાર) પદ્ધતિને અનુસરવી જોઈએ. જો બંને સમાન ખોરાક લે તો તે બંને ના પેશાબમાં સમાન મૂળભૂત સ્વાદ હશે.

પત્નીએ પતિનું પેશાબ પીવું પડે છે અને પતિના પેશાબ થી તેના શરીરને મસાજ કરવું પડે છે અને પતિએ પત્નીનું પેશાબ પીવું પડે છે અને તેના શરીરને પત્નીના પેશાબ થી મસાજ આપવું પડે છે.તેઓએ તેમના જાતીય અંગોને પણ એકબીજાના પેશાબથી ધોવા જોઈએ. આનાથી જીવનસાથીના શરીરમાંથી હોર્મોન્સ એકબીજા માં સ્થાનાંતરિત થશે અને શુક્રાણુઓ વધુ મજબૂત બનશે અને ગર્ભધારણ ની શક્યતા વધારશે.શુક્રાણુઓની સંખ્યા વધારવા ઉપરાંત તે જાતીય ઉત્તેજક ક્ષમતા અને જાતીય આનંદમાં વધારો કરે છે.આ ઉપચાર કરતી વખતે, તેઓએ સંભોગ ચાલુ રાખવો જોઈએ અને આ શુક્રાણુઓમાંથી એક સફળ ન થાય ત્યાં સુધી પ્રયત્નશીલ રહેવું જોઈએ. પ્રસૂતિની વેદના સમયે પત્ની દ્વારા પીધેલા પતિનું પેશાબ જન્મ સમયે મદદ કરે છે અને ગર્ભાવસ્થા દરમિયાન પત્ની પોતાનું પેશાબ પણ પી શકે છે.

કેટલીક સ્ત્રીઓ પેટમાં દુખાવો, સફેદ સ્રાવ, વધારે રક્તસ્રાવ અને અનિયમિત માસિક સ્રાવની સમસ્યાથી એટલે કે પ્રિમેન્સ્યુરલ સિન્ડ્રોમ (પીએમએસ) થી પીડાય છે. તેઓ ૨૮ મહિનાના માસિક ચક્ર પહેલાંના સમયગાળા અગાઉથી માસિક સ્રાવ શરૂ થઈ જાય છે અને તેઓ વિવિધ સમસ્યાઓથી પીડાય છે. તેમાંથી કેટલાક ગર્ભાશયની કોથળી ને દૂર કરવાની શસ્ત્રક્રિયા કરાવેલી હોય છે.પેશાબ થેરાપી શરીર ની કુદરતી ઉપચાર પ્રક્રિયાઓને ઉત્તેજીત કરે છે જે તેમના હોર્મોન્સને ફરીથી સંતુલિત કરે છે અને તેમના માસિક ચક્રને નિયમિત બનાવે છે.

મૂત્ર-ઊપવાસ

"મૂત્ર-ઊપવાસ "ની પદ્ધતિ ને અસરકારક તથા શક્તિશાળી ઉપચાર-વિધિ મનાય છે, કારણકે તે જડમૂળમાંથી રોગને નાબૂદ કરે છે અને મોટા ભાગનાં જુના,ઊથલો ખાતાં રોગને પણ ખતમ કરે છે. "મૂત્ર-ઉપવાસ "દરમ્યાન વ્યક્તિએ, આખો દિવસ અને રાત, માત્ર પોતાનાં મૂત્ર અને પાણી પર રહેવાનું હોય છે,ખોરાક અને ફળ-ના-રસ તદ્દન બંધ કરવાનાં હોય છે.

ઉપવાસની પદ્ધતિ વર્ષો જૂની પદ્ધતિ છે, અને કુદરતી ઉપચારની રીતો માં જાણીતી છે. J. W. Armstrong, જેમણે "જીવનનું પાણી"એ મૂત્ર-ચિકિત્સા પરનું પુસ્તક લખ્યું છે, તે પોતે સ્વ-મૂત્ર પીતાં, અને 45 દિવસનાં ખોરાક વગર, તેના પર ઉપવાસ કરીને પોતાની બીમારી દૂર કરી હતી.

તેમની ભલામણ પ્રમાણે, તેમનાં દર્દીઓ 5 થી 60 દિવસનાં સળંગ મૂત્ર-ઊપવાસ કરીને પોતાનાં રોગ ને નાબૂદ કરતાં હતાં.

હું મૂત્ર-ચિકિત્સાની ભલામણ, અબાલ-વૃદ્ધ સૌ કોઈ ને કરું છું, જેમાં સ્વ-મૂત્ર,પાણી અને હળવો ખોરાક અને ફળનાં રસ લેવાનો હોય છે. સૌ તેને અપનાવી અને પાળી,અનુસરી શકે છે-નાના બાળકો જે જન્મથીજ મગજનો લકવાથી પીડાતાં હોય તે પણ આને અપનાવી ને અનુસરી શકે છે. આ પદ્ધતિ તે લોકો પણ અપનાવી શકે છે જેમાં દાક્તરોએ આશા મૂકી દીધી હોય છે, અને જે દર્દીઓ ને ફરજીયાત-તબીબી-સારવાર હેઠળ રહેવું પડે છે, તે પણ આને અપનાવી શકે છે.

જેમણે પણ આ પદ્ધતિ અપનાવી છે તેઓએ તેના ફાયદા લઈને રોગ-મુક્ત થયાં છે.

હું વધુ એક ભલામણ કરીશ કે જે લોકોને આ પદ્ધતિથી ફાયદા થયાં છે તે આ પદ્ધતિને ચાલુ રાખીને, વધુ 30-દિવસ નાં મૂત્ર-ઊપવાસ કરે, જેથી તેમો રોગ જડમૂળમાંથી નીકળી જાય અને ફરીથી તે ઊથલો ન ખાય.

જે લોકો આ 30-દિવસના સળંગ ઉપવાસ ન કરી શકતાં હોય તેમને માટે સરળ રસ્તો બતાવું જેમાં વચ્ચે છૂટ લઇ શકાય છે. તેમણે 5-દિવસનો મૂત્ર-ઊપવાસ કરવો અને બાકીના 10 દિવસ હળવો-ખોરાક,પાણી અને ફળ-નાં રસ લેવાં અને પછી પાછાં 5-દિવસ મૂત્ર-ઊપવાસ કરવાં. આ પ્રમાણે 3-મહિનામાં તેમના 30-દિવસનાં ઊપવાસ પતી જશે આ દરમ્યાન કોઈ દવા, ગોળીઓ લેવી નહીં.

તે દરમ્યાન વ્યક્તિએ ફક્ત પોતાનું તાજું "ઑટો -મુત્ર"જ પીવું તે સલાહ-ભર્યું છે. કેટલાંક કેસમાં તે બીજી કોઈ તંદુરસ્ત-વ્યક્તિનું મૂત્ર પણ પી શકે છે.

મૂત્ર-ઊપવાસ સાથે મૂત્ર-ની-માલિશ તથા મુત્રના પોથાં પણ મુક્વા.

યુરીન ઈન્જેક્શન

મૂત્ર ચિકિત્સાનો લાભ મેળવવા માટે દર્દીઓને કેટલીક વખત પેશાબનું ઈન્જેકશન પણ આપી શકાય છે.

પેશાબનું ઇન્જેક્શન આપવાની તકનીક એલોપેથિકના અન્ય ઇન્જેક્શન જેવી જ છે.

ફક્ત એટલો જ તફાવત છે કે પેશાબનું ઇન્જેક્શન પ્રમાણમાં ધીરેધીરે આપવું જોઈએ.

પેશાબના ઇન્જેક્શન આપવાની તકનીક ગ્લુટેયલ પ્રદેશને ચાર ચતુર્થાંશમાં વહેંચો.

અપર બાઉન્ડ્રી ઇલિયાકક્રિસ્ટ દ્વારા ચિહ્નિતથયેલ છે.

નીચલી સીમા ગ્લુટીઅલ ગણો દ્વારા ચિહ્નિત થયેલ છે.

બાજુની સીમા અગ્રવર્તી ચડીયાતી ઇલિયાક સ્પાઇન દ્વારા ચિહ્નિત થયેલ છે.

મેડિયલ બાઉન્ડ્રી મિડલાઇન દ્વારા ચિહ્નિત થયેલ છે.

ઇન્ટ્રામસ્ક્યુલર ઇન્જેક્શન ઉપલા અને બાહ્ય ચતુર્થાંશમાં આપવું જોઈએ.

લઘુત્તમ માત્રા 2 સીસી અને મહત્તમ માત્રા 5 સીસી છે.

પ્રારંભિક માત્રા 2 સીસી હોવી જોઈએ. પાછળથી ધીમેધીમે તેમાં વધારો કરવામાં આવે છે.

અન્ય કોઈ એલોપેથિક ઇન્જેક્શનની જે આ ઇન્જેક્શન આપતી વખતે થોડી પીડા થાય છે.

ઉતાવળ કરશો નહીં. યુરિન ઇન્જેક્શન ચિકિત્સકીય -કાનૂની સમસ્યાઓ ઉભી કરી શકે છે.

તેથી તે ક્વોલિફાઇડ તબીબી કર્મચારી (ડોક્ટર અથવા નર્સ) દ્વારા આપવું જોઈએ કે જે એ યુ ટી માટે સકારાત્મક છે.

નોંધ: - ઇન્જેક્શન આપતી વખતે એકજ સમયે વંધ્યીકૃત કન્ટેનરમાં દર્દી પાસેથી ફ્રેશ 2 સીસી યુરિન એકત્રિત કરવું જોઈએ.

પેશાબનું ઇન્જેક્શન 10 દિવસના સમયગાળા માટે દિવસમાં એકવાર આપી શકાય છે. વધુ વિગતો માટે સંપર્ક કરો: -

ડો.પ્રતાપરાવબીદેશમુખ, મોબાઇલ: 088059 93619/093702 04414

ઇ-મેઇલ: dr.prataprao@gmail.com

યુરીનએનિમા

પેટમાં દુખાવો, તીવ્ર કબજિયાત, પેટનો કેન્સર અથવા કોઈપણ પ્રકારની પેટની સમસ્યાથી પીડિત દર્દીઓને પેશાબનો એનિમા આપી શકાય છે.

પેશાબના એનીમા માટે 500 મિલિગ્રામ પેશાબ લો અને તેને 100 મિલી ગરમ પાણી સાથે ભેળવી દો. આ દિવસ દરમિયાન 2 અથવા 3 દિવસ માટે લઈ શકાય છે.

શિવામ્બુ ચિકિત્સા

શિવામ્બુ ચિકિત્સા કાઈ નવી નથી, તેના બદલે તે સંપૂર્ણ દવા વગરની સારવારની પદ્ધતિ અને પેઢી દર પેઢી ઉતરી આવતા વાહક રોગોને ઠીક કરવાની સમય સિદ્ધ રીત છે.

In every civilization people have known the nectar-like properties of Urine.

"યોગીક અને તાંત્રિક" પુસ્તકોમાં ઘણા સંદર્ભોમાં શિવામ્બુ ને સ્વાસ્થ્ય અને અલૌકિક શક્તિ આપનાર તરીકે છે.

શિવામ્બુમાં રાસાયણિક સંયોજનો હોય છે જે માનવ શરીરના સ્વાસ્થ્યના વિકાસ અને જાળવણી માટે ખૂબ જરૂરી છે. ખરેખર તે વિશ્વમાં શ્રેષ્ઠ પ્રાકૃતિક ઉપલબ્ધ ટોનિક છે. પેશાબમાં કેટલાક અસ્થિર ક્ષાર છે, જે ખૂબ ફાયદાકારક છે. આ ક્ષાર શક્તિશાળી રીતે એસિડ્સને શોષી લે છે અને માનવ શરીરમાં થતી મોટાભાગની બિમારીઓનો નાબૂદ કરે છે અને પરિણામે શરીરની ઘણી મુશ્કેલીઓ તેમના મૂળમાંથી મટી જાય છે.

શિવામ્બુ એ શરીરના દરેક બાહ્ય અને આંતરિક રોગનો શ્રેષ્ઠ ઉપાય છે. તે આંતરડાના ઝેર અને કૃમિનો નાશ કરે છે. તે નવજીવન આપે છે, લોહીને શુદ્ધ કરે છે અને ત્વચાની સમસ્યાઓ દૂર કરે છે. તે આંખોના રોગનો નાશ કરે છે, શરીરને મજબૂત બનાવે છે, પાચનમાં સુધારો કરે છે અને કફ અને શરદીનો નાશ કરે છે. પેશાબ, ફેફસાં,

સ્વાદુપિંડ, યકૃત, મગજ, હૃદય વગેરે સહિતના તમામ મહત્વપૂર્ણ અવયવોની મરામત અને પુનઃનિર્માણ કરે છે.

પેશાબ દંતસમસ્યાઓમાં અને અન્ય મુખને લગતી સમસ્યાઓમાં અસરકારક છે.

શિવામ્બુ એ શ્રેષ્ઠ પ્રાકૃતિક ટોનિક છે, શિવામ્બુ પીવાથી, કિડની, યકૃત અને પિત્તરોગ, જલોદર, સાઇનસ બંધ થાય, કમળો, પ્લેગ અને અન્ય ઝેરી તાવ મટે છે. બહારથી લગાડવાથી તે ત્વચાને શુદ્ધ કરે છે અને ખોડો મટાડે છે અને કંપવા, સુન્ન વા અને લકવા સામે ઉત્તમ છે. શરીર પર શિવામ્બુ લગાવવાથી ત્વચાના મોટા ભાગના જટિલ રોગો સંપૂર્ણપણે મટાડે છે.

કુદરત દ્વારા આપણા શરીરમાં લોહી પેદા થઇ વિકસિત થાય છે. એક વ્યક્તિથી બીજા વ્યક્તિમાં લોહીનું પ્રત્યારોપણ, રોગના ઘણા ગંભીર કેસોમાં લાખો લોકોના જીવ બચાવવા માટે કરવામાં આવે છે.

શિવામ્બુ "દૈવી અમૃત" છે કેમકે તે લોહીમાંથી આવે છે, જો યોગ્ય આહાર અનુસરવામાં આવે તો જે પરસ્પર શિવામ્બુ પીવે છે તે પીવા યોગ્ય બનાવશે. જે લોકોને પોતાનું શિવામ્બુ એકત્ર કરવામાં મુશ્કેલી છે તે તંદુરસ્ત વ્યક્તિનું શિવામ્બુ અન્ય કોઈ પણ વ્યક્તિ દ્વારા પી અથવા માલિશ કરી શકાય છે. કોઈ પણ વ્યક્તિ કોઈ પણ અન્ય વ્યક્તિનું શિવામ્બુ પી શકે છે કેમકે વિશ્વમાં આની સમાન બીજો કોઈ ઉપચાર નથી. તેમાં ઉપચારની શક્તિ છે જે આશ્ચર્યજનક છે અને વ્યક્તિ અધ્યાત્મિક બુદ્ધિ મેળવે છે જેનો અનુભવ વ્યક્તિગત રીતે કરવો પડે.

પ્રાચીન સંદર્ભ

ભગવાન શિવે પોતે માતા પાર્વતિને "શિવામ્બુ ઉપચારના ફાયદા" વર્ણવ્યા છે જેનો ઉલ્લેખ વેદમાં પ્રાચીન પુસ્તક "ડામર તંત્ર" માં કરવામાં આવ્યો છે. પ્રાચીન ગ્રંથો અને વેદોમાં મૂત્ર ને "શિવામ્બુ" (સ્વત મૂત્ર) એટલે શિવ નું પાણી.

શિવામ્બુ ચિકિત્સા એ ઉપચારની પ્રાચીન પદ્ધતિ છે. "સ્વ-મૂત્ર ચિકિત્સા" ને ઉપચાર માટેની શક્તિશાળી પદ્ધતિ નો સંદર્ભ 5000 વર્ષ જૂનો ગ્રંથ ડામર તંત્રના ભાગ "શિવામ્બુ કલ્પ વિધિ" માં આપવામાં આવ્યો છે જે પવિત્ર હિંદુ ધર્મગ્રંથો વેદો સાથે જોડે છે.

શિવામ્બુ ચિકિત્સાનો સંદર્ભ આયુર્વેદના લગભગ દરેક ખંડમાં જોવા મળે છે અને તેમનો એક ખંડ ભાવપ્રકાશ માં વિષઘ્ન દરેક વિષ ના મારણ અને રસાયણ જે વૃદ્ધ ને પણ નવયૌવન આપનાર અને રક્તપમહારમ લોહીને શુદ્ધ કરનાર અને ત્વચાના રોગ મટાડનાર તરીકે ઓળખાવવામાં આવ્યું છે.

તાંત્રિક યોગ સંસ્કૃતિમાં આ પદ્ધતિને "અમરોલી" કહેવામાં આવે છે. અમરોલી મૂળ શબ્દ "અમર" માંથી આવે છે. "શિવામ્બુ" પદને ઓળખવામાં આવે છે જેમકે

પવિત્ર પ્રવાહી. તેમના માટે શિવામ્બુ દૂધ કરતાં વધારે પૌષ્ટિક છે કેમકે આ ઉપચારથી માત્ર શારીરિક જ ફાયદો થતો નથી, પણ આધ્યાત્મ માટે પણ તમે વિકસિત થાવ છો કારણ કે તે શરીર, મન અને ભાવના માટે ઉત્કૃષ્ઠ છે. ઈશ્વરે આપણને જન્મથી જ આ ખૂબ જ કીમતી ભેટ (શિવામ્બુ) આપી છે. પવિત્ર બાઇબલ ના સુભાષિત 5: 15 માં ઉલ્લેખ કરવામાં. આવ્યો છે: - "તારા પોતાના કુંડ નું પાણી પી".

પ્રાચીન અવતરણો

"અલૌકિક આત્મા તેની પોતાની જરૂરિયાત જાણે છે અને જે તેના પોતાનાથી સંબંધિત છે તે જ લે છે."
"સ્વત મૂત્ર એ દૈવી અમૃત છે"

- ભગવાન શિવ
(ડામરતંત્ર માંથી)

ઉપાય: -
"તમારી દવા તમારી અંદર છે, અને તમે તેનું નિરીક્ષણ કરતા નથી. તમારી બીમારી તમારી જાતથી જ છે પણ તમે તેનું ધ્યાન આપતા નથી."

• હજરત અલી -

તું તારા પોતાના કુંડનું પાણી પી......................

સુભાષિત 5: 15 –
પવિત્ર બાઇબલ

"શિવામ્બુ ચિકિત્સા" નો સંદર્ભ આયુર્વેદના લગભગ તમામ ભાગો સુશ્રુત, હરિત, ભાવપ્રકાશ નિઘંટુ, યોગરત્નાકર, રાજ નિઘંટુ, વાગભટ્ટ, ધન્વંતરિ નિઘંટુ, ભૈશજ્ય રત્નાવલી અને બીજા ઘણામાં જોવા મળે છે. શિવામ્બુ કલ્પ વિધિ જે ડામર તંત્ર નો એક ભાગ છે જેમાં 107 છંદો (શ્લોકો) માં શિવામ્બુ ચિકિત્સા કરતી વખતે જે પ્રક્રિયા અને નિયમોનું પાલન કરવામાં આવે છે તેનો ઉલ્લેખ કર્યો છે અને જ્યારે કેટલીક ઔષધીઓ સાથે લેવામાં આવે ત્યારે તેની ફાયદાકારક અસરો નો ઉલ્લેખ કરવામાં આવ્યો છે.

વિદ્વાન જૈન આચાર્ય ભદ્રબાહુ દ્વારા લિખિત "વ્યવહાર સૂત્ર" ના શ્લોક 41 અબ્દ 42 માં પણ ઉલ્લેખ છે કે કોઈએ વ્રત કરતી વખતે કે ધાર્મિક વિધિનું અનુષ્ઠાન કરતી વખતે પોતાનું મૂત્ર પીવું જ જોઈએ.

તાંત્રિક યોગ સંસ્કૃતિમાં જોકે આ પ્રથા અમરોલી તરીકે ઓળખાય છે. અમરોલી શબ્દ મૂળ શબ્દ અમર માંથી આવ્યો છે જેનો અર્થ અમરત્વ, અનંત, અવિનાશી, અમરોલી, તેથી અમરત્વ લાવવા માટે રચાયેલ એક તકનીક હતી. મૂળભૂત રીતે અમરોલી મૂળ તો

સારવાર ની પદ્ધતિ કરતાં અધ્યાત્મિક અભ્યાસ હતો. તેઓએ તેને પવિત્ર પ્રવાહી એટલે કે શિવામ્બુ ગણાવ્યું. તેમના માટે શિવામ્બુ એ ધાર્મિક વિધિના નિયમિત અનુષ્ઠાન ના કાર્ય માં વપરાતા દૂધ કરતાં વધારે પૌષ્ટિક છે.

પશ્ચિમના દેશોમાં પણ શિવામ્બુ ની અસરકારકતા અને ઉત્કૃષ્ઠ મૂલ્યોને લોકો જાણતા હતા, જે જૂના દસ્તાવેજો પરથી સ્પષ્ટ થાય છે. ઇંગ્લેંડમાં પ્રકાશિત પુસ્તક “વન થાઉસન્ડ નોટેબાળ થિંગ્સ”. ઓગણીસમી સદીની શરૂઆતમાં સ્કોટલેન્ડ અને આયર્લેન્ડ એક સાથે ત્યાં શિવામ્બુ ઉપચારના ઘણા મહત્વપૂર્ણ અને ઉપયોગી સંદર્ભો ઉપલબ્ધ છે.

24 ઓક્ટોબર1967 ના રોજ સાન ફ્રાન્સિસ્કો (યુ.એસ.એ) મેડિકલ જર્નલમાં પ્રકાશિત પ્રેસ રિપોર્ટ માં જણાવાયું છે કે કેંસર, ક્ષય રોગ, પલ્મોનરી, કાર્ડિયાક વસ્કૂલર વગેરે જેવા જીવલેણ રોગને મટાડવા માટે સામાન્ય માણસ ના મૂત્રમાં અદ્ભુત ચિકિત્સિય ગુણો મળી આવ્યા છે. સંશોધનકર્તા ચિકિત્સકોએ અમેરિકન હાર્ટ અસોશિએશનના વૈજ્ઞાનિક સત્રોમાં જણાવ્યુ હતું કે “માનવ મૂત્ર નો અર્ક અમુક ઘાતક બીમારીઓના ઈલાજ માટે મોટો પ્રત્યાશી દર્શાવે છે અને અર્કને યુરોકાઇનેસ કહેવામા આવે છે.”

જાપાન અને ચીનની ફાર્માસ્યુટિકલ કંપનીઓ માનવ મૂત્રમાંથી “યુરોકાઇનેસ” નામનો મૂલ્યવાન પદાર્થ કાઢી રહી છે અને અન્ય દેશોમાં નિકાસ કરીને મૂલ્યવાન વિદેશી નાણું કમાઇ રહી છે. હ્રદય અને ફેફસાના રોગમાં લોહીની ગાંઠો ઓગાળવા માટે આ અર્ક ઉપયોગી છે.

ચાર અમેરિકન ડોકટરો દ્વારા લખાયેલા મોટા ગ્રંથમાં પાનાં 1354 પર યુરોકાઇનેસનો સંદર્ભ જોવા મળે છે. પુસ્તકનું નામ છે “ગુડમેન એન્ડ ગિલમેન્સ ફાર્માલોજિકલ બેઝિસ ઓફ થેરાપ્યુટેક્સ” જે મેકમિલન કંપની, ન્યુયોર્ક દ્વારા પ્રકાશિત થયું છે.

તે જાણીતું તથ્ય છે કે કેટલાક લોકો ગાયનું મૂત્ર પીવે છે અને તેમની પીડા અને વેદનાથી થોડી રાહત મેળવે છે. લોકો સીધું ઓછી માત્રમાં ગાયનું મૂત્ર પીવે છે. તેઓ થોડો ફાયદો મેળવવા આયુર્વેદ

અને હોમિયોપથી દવાઓ પણ લે છે જેમાં થોડી માત્રામાં ગાયનું મૂત્ર હોય છે.

ગાયના મૂત્ર ને તેઓ “પવિત્ર મૂત્ર” માને છે પરંતુ તેમ છતાં તેઓ ગાયનું મૂત્ર સીધું વધારે માત્રમાં પી શકતા નથી.

જ્યારે લોકો “શિવામ્બુ ચિકિત્સા” (સ્વ મૂત્ર) અપનાવે છે તો તેઓ પોતાનું મૂત્ર વધારે માત્રા માં પી શકે છે અને મહત્તમ લાભ મેળવી શકે છે. તેઓએ અવલોકન કરવું જોઈએ કે તેઓ મૂત્ર કરે અને સંચય કરે તે સફેદ અને રંગવિહીન હોવું જોઈએ જેમાં કોઈ ગંધ નો હોય અને પાણી જેવો સ્વાદ હોય. તેઓ સ્વ મૂત્ર ની સાથે ગૌ મૂત્ર મિશ્રિત કરી વધારે ફાયદો લઈ શકે છે.

મૂત્ર સમિક્ષા અને શોધ બતાવે છે કે આપણું સ્વ મૂત્ર અને ગૌ મૂત્ર માં સમાન પ્રોટીન હોય છે:-

ક્રિએટિનાઇન, યુરિયા એન (નાઇટ્રોજન), યુરિયા, સોડિયમ, પોટેશ્યમ, કેલ્સિયમ, મેગ્નેશિયમ, ઍમોનિયા એન, ક્લોરાઇડ, એન / 10 ઍસિડ અને બીજા વિટામિન્સ અને હોર્મોન્સ જે શરીર અને આરોગ્ય ની જાળવણી ના અતિ મહત્વના છે.

જ્યારે આપણે “મૂત્ર” શબ્દ વિષે વાત કરીએ છીએ ત્યારે ઘણા લોકો આ વિષયને અવગણવાનું પસંદ કરે છે અને તેઓ તેની સાથે જોડાયેલા કલંક ને કારણે ચર્ચા કરવા માંગતા નથી. તેઓ મૂલ્યવાન પ્રચંડ ક્ષમતાઓ અને વિવિધ ફાયદાઓ ને જાણતા નથી જે તેનાથી મેળવી શકાય છે જેમાં કુદરતી ચિકિત્સા શક્તિ છે.

તેઓએ સકારાત્મક વલણ કેળવવું જોઈએ, આપણી અંદરની કુદરતી ચિકિત્સા શક્તિનો અહેસાસ કરવો જોઈએ, ખુશી ખુશી શિવાંબૂનો ઉપચાર સ્વીકારવા અને અપનાવવાની પ્રેરણા મેળવવી જોઈએ. તેઓએ તેનાથી જોડાયેલા કલંકને દૂર ઉપર કાબૂ મેળવવો જોઈએ અને અન્ય લોકોને પણ "શિવામ્બુ ચિકિત્સા" દ્વારા કુદરતી લાભ પ્રાપ્ત કરવા માટે પ્રોત્સાહિત કરવા જોઈએ.

શિવામ્બુ ચિકિત્સા એ ઉપચાર ની પ્રાચીન પદ્ધતિ છે. પ્રાચીન દિવસોમાં ઘણા તપસ્વીઓ અને ઋષિમુનિઓ શિવામ્બુ ચિકિત્સા નું અનુસરણ અને અભ્યાસ કરી રહ્યા હતા. તેઓ સક્રિય તંદુરસ્ત જીવન

નો આનંદ માનતા હતા અને 300 વર્ષથી વધારે લાંબા ગાળા સુધી જીવતા હતા.

ભારતનાં ભુતપૂર્વ વડાપ્રધાન સ્વર્ગસ્થ શ્રી મોરારજી દેસાઇ શિવામ્બુ ચીકીત્સા અનુસરતા હતા અને જીવનના છેલ્લા દિવસો સુધી સ્વસ્થ અને તંદુરસ્ત જીવન જીવ્યા. સંખ્યાબંધ મહાન હસ્તીઓ શિવામ્બુ ચિકિત્સા નો અભ્યાસ કરી રહ્યા છે અને તંદુરસ્ત જીવનમાં અગ્રેસર છે.

આજે પણ વિશ્વભરમાં લાખો લોકો શિવામ્બુ ચિકિત્સા નો અભ્યાસ કરી રહ્યા છે. પરંતુ તેઓ શિવામ્બુ ચિકિત્સાનો મહત્તમ લાભ પ્રાપ્ત કરવા માટે યોગ્ય પદ્ધતિ કે તકનીક જાણતા નથી.

મારો વ્યક્તિગત અનુભવ

વર્ષ 1990 માં અસ્થિવા (ઓસ્ટિયોઆર્થેરાઇટિસ) અને મારા હાડકમાં તીવ્ર નબળાઈ માટે મને હોસ્પીટલમાં દાખલ કરવામાં આવ્યો હતો. મારા ડાબા પગમાં ખરજવા માટે હું લાંબા સમયથી સ્ટેરોઇડ્સ ની ગોળીઓ લેતો હતો જેના બંદ કરવાથી અને આડઅસરોને કારણે હું આ રોગનો ભોગ બન્યો હતો. હોસ્પીટલમાં ત્રણ અઠવાડીયા રોકવા છતાં હું સ્વસ્થ થઈ શક્યો નહીં અને મારે ઉભા થવા અને ચાલવામાં તકલીફ હતી.

મારા એક શુભેચ્છકે મને "શિવામ્બુ ચિકિત્સા" અપનાવવાની સલાહ આપી અને મને કેટલાક પુસ્તકો સૂચવ્યા:-

1) વોટર ઓફ લાઇફ: - આર્મસ્ટ્રોંગ લિખિત
2) મિરેકલ ઓફ યુરીન થેરાપી: - ડો. સી. પી. મિથલ, એમડી. લિખિત

મે ઉપરોક્ત પુસ્તકો વાંચ્યા અને શિવામ્બુ ચિકિત્સા શરૂ કરી. હું દિવસમાં બે વાર શિવામ્બુથી મારા શરીર પર માલિશ કરતો હતો અને સાથે સાથે સ્વ મૂત્ર પણ પીતો હતો.

મે ધીરે ધીરે લાભો પ્રાપ્ત કર્યા અને મેળવ્યા, મારી શક્તિ પુનઃપ્રાપ્ત કરી, અને 30 દિવસની અવધિમાં સંપૂર્ણપણે સ્વસ્થ થઈ ગયો અને ખરજવા મુક્ત થઈ ગયો.

મારી પત્ની દ્રોપતિ ભૂરાણી ડાયાબિટીસ અને માનસિક સમસ્યાથી પીડાતી હતી. ગંભીર માનસિક સમસ્યાને કારણે તે ઘણી વખત નબળી પડી જતી હતી અને પથારીમાંથી ઉભી પણ થઈ શક્તી નહોતી. તે સમયે તેની આંગળીઓમાં સુન્નતા અને નબળાઈ અનુભવતી હતી અને હાથમાં એક પેન અને ચમચી પણ પકડી શક્તી નહોતી.

તેના શિવામ્બુ સાથે શરીર પર માલિશ કર્યા ના એક કલાક પછી તે તેના શરીરમાં ઉર્જા અનુભવવા લાગી અને પલંગ પરથી જાતે ઉઠવા લાગી અને કાગળ પર જાતે લખવા

લાગી. તે સ્વસ્થ અને તંદુરસ્ત રહેવા માટે દરરોજ સ્વ મૂત્ર પીવા લાગી. તેણે આ ઉપચાર અપનાવ્યો અને ખુશીખુશી લોકો સાથે આ વિષય પર ચર્ચા કરવા લાગી. તેણે મને "શિવામ્બુ ચિકિત્સા" માં આતુરતાથી રસ લેવાની પ્રેરણા આપી હતી.

મે મારી પત્ની સાથે 1993 માં ગોવા ખાતે "શિવામ્બુ ચિકિત્સા" પર આયોજિત પ્રથમ અખિલ ભારતીય સંમેલન માં ભાગ લીધો હતો. ત્યારબાદ વર્ષ 1993 થી હું જૂના હઠીલા રોગોથી પીડિત લોકોને મારી સલાહ આપું છુ અને નિઃશુલ્ક સમાજ પ્રદાન કરી રહ્યો છુ.

મે પહેલીવાર જુલાઇ 2006 માં "બેનિફિટ ઓફ યુરીન થેરાપી" (શિવામ્બુ ચિકિત્સના ફાયદાઓ)પર 2 પાનાનો લેખ તૈયાર કર્યો અને જે લોકો હઠીલા રોગોથી પીડાતા હતા તેમને તેની નકલો વહેંચી હતી. હું તેમને યોગ્ય પદ્ધતિ, તકનિક, સારવારની રીત અને આવશ્યક આહાર વિશે સમજાવતો હતો. જે પણ કોઈએ મારા લેખ વાંચ્યા છે અને ઉપચારની યોગ્ય પદ્ધતિ અપનાવી છે તેણે શિવામ્બુ ચિકિત્સાથી ખૂબ ફાયદો મેળવ્યો છે.

શ્રી અંગાલ પરમેશ્વરી માતા, ચેન્નાઈ એ તેના આશીર્વાદ મારા પર વરસાવ્યા છે અને શિવામ્બુ ચિકિત્સા થી થતાં ફાયદાઓ ઉપર યોગ્ય જ્ઞાન મેળવવા માટે ભગવાને મને તેમની દૈવી શક્તિથી જ્ઞાન આપ્યું છે.

પ્રાયોગિક અનુભવ અને ખૂબ રસ સાથે મે શિવામ્બુ ચિકિત્સા ના મહત્તમ લાભો મેળવવા માટે યોગ્ય પદ્ધતિ અને તકનીકો નો અભ્યાસ, તપાસ અને સંશોધન કર્યું છે જે નાના બાળકો સહિત દરેક વ્યક્તિ તેને અનુસરી શકે છે. જે લોકો સ્વેચ્છાએ અને ખુશીખુશી શિવામ્બુ ચિકિત્સા અપનાવે અને અભ્યાસ કરે છે તે દૈવી જ્ઞાન મેળવી શકે છે અને પ્રાયોગિક અનુભવ થી તેઓ પોતાના ડોક્ટર બની શકે છે.

મે વિવિધ રોગોથી પીડાતા કેટલાક "દર્દીઓની કેસ હિસ્ટરી" રજૂ કરી છે જ્યાં ડોકટરો ઉપચાર કરી શક્યા નહોતા અને તેના બચવાની આશા છોડી દીધી હતી. બધા દર્દીઓ

જેમને ત્યાં રિફર કરવામાં આવ્યા તેમને ખૂબ જ ફાયદો અને દર્દ અને પીડામાંથી રાહત મેળવી છે.

મૂત્ર એ "સિરમ" લોહીના શુદ્ધિકરણ નું આડ-ઉત્પાદન કે લોહીનો પાણીવાળો ભાગ છે કે કચરો નથી. શિવામ્બુ ચિકિત્સા એ સૌથી અસરકારક કુદરતી ઉપાય છે જેની કોઈ આડઅસર નથી. તેમાં ઉપચાર શક્તિ અને પોષણનો અમુલ્ય સ્ત્રોત છે. નિયમિતપણે સ્વ મૂત્રનું સેવન કરવું એ "દીર્ઘાયુ અને પ્રસન્ન સ્વાસ્થ્ય નું રહસ્ય" છે જે આરોગ્ય માટે સૌથી મૂલ્યવાન અને ફાયદાકારક છે, જે રોગોના યજમાન ને ઠીક કરવા સક્ષમ છે.

આપડા મૂત્ર (સ્વત મૂત્ર) માં અનેકવિધ પ્રાકૃતિક પ્રોટીન હોય છે. સ્વચ્છ અને સફેદ રંગના મૂત્રમાં (પાણી જેવા) કોઈ ગંધ હોતી નથી અને યોગ્ય તથા આરોગ્યપ્રદ આહાર જાળવીને આપણા શરીરમાંથી મેળવી શકાય છે. મૂત્રનો રંગ અને સ્વાદ વ્યક્તિઓ શું ખાય છે અને શું પીવે છે તેના પર આધાર રાખે છે.

લોકોને સફેદ રંગનું મૂત્ર (પાણીની જેવો આછો રંગ) એકત્રિત કરવાની પદ્ધતિની જાણકારી નથી હોતી જેમાં કોઈ ગંધ આવતી નથી જે નાના બાળકો સહિત દરેક જણ સરળતાથી વાપરી શકે છે. તેઓને યોગ્ય આહાર અને ફળોના રસનો પણ ખ્યાલ હોતો નથી જે શિવામ્બુ ચિકિત્સા સાથે લઈ શકાય છે જેથી તેઓ સારવાર લાંબા સમય સુધી ચાલુ રાખી શકે અને કોઈ સમસ્યા વિના યોગ્ય લાભ પ્રાપ્ત કરી શકે. તેઓ હવે આ પુસ્તક વાંચી શકે છે અને સૂચનાઓનું પાલન કરી શકે છે.

જૂના હઠીલા દરદોથી અસરગ્રસ્ત વ્યક્તિઓ કે જેઓ "શિવામ્બુ ચિકિત્સા" અપનાવે છે તે નિયમિતપણે તબીબી પરીક્ષણ કરાવી શકે છે. તેઓ ડોક્ટરની દેખરેખ હેઠળ હોઈ શકે છે જે તેમના સ્વાસ્થ્યની ક્રમિક પ્રગતિનું નિરીક્ષણ કરી શકે છે.

દાક્તર અને વૈજ્ઞાનિકનો નૈતિક આધાર-સમર્થન

જો કે હું ક્વોલિફાઇડ ડોક્ટર નથી અને મારી પાસે કોઈ સર્ટિફિકેટ નથી આમ છતાં મે જૂના હઠીલા રોગોથી પીડિત ઘણા દર્દીઓની સારવાર કરી અને ઠીક કર્યા છે જેને આધુનિક વિજ્ઞાન અસાધ્ય ગણે છે. મે સ્તન કેંસર, ફેફસા અને હાડકાનું કેંસર, પેટનું કેંસર, અંડાશયનું કેંસર, સીએમએલ લ્યૂકેમિયા (કેંસર), પેટ / યકૃત (લિવર) કેંસર, મોઢા / ગાલનું કેંસર,

હોંઠનું કેંસર ના દર્દીઓની સારવાર / ઠીક કર્યા છે. મેં એચ.આઇ.વી, પિત્તાશયની પથરી, મગજનો લકવો, માંસપેશીય વિકૃતિ, કિડનીની બીમારી, અન્ય ઘણા હઠીલા રોગોથી પીડાતા દર્દીઓની પણ સારવાર કરી છે.

મારી પાસે એવા બધા દર્દીઓના મેડિકલ નિદાન પરીક્ષણ અહેવાલો છે જેમણે શિવામ્બુ ચિકિત્સાથી લાભો મેળવ્યા અને પ્રાપ્ત કર્યા છે. કેટલાક દર્દીઓએ તેમના લેખિત નિવેદનો આપ્યા છે અને કેટલાકે સારવાર પહેલાં અને પછી તેમના રેકોર્ડ કરેલા નિવેદનો આપ્યા છે. શિવામ્બુ ચિકિત્સા એ ઉપચાર નું શ્રેષ્ઠ સાધન છે જે વધુ અસરકારક અને શક્તિશાળી કુદરતી સારવાર છે.

જ્યાં સુધી દર્દીઓ ઠીક નો થાય ત્યાં સુધી ડોક્ટરો, વૈજ્ઞાનિકો અને સંશોધન વિભાગે કુદરતી ઉપચારની પદ્ધતિમાં કોઈ અવરોધ ન કરવો જોઈએ. જે દર્દીઓએ સર્જરી વિના નોંધપાત્ર ફાયદાઓ મેળવ્યા છે તે દર્દીઓના શારીરિક અને માનસિક સ્વાસ્થ્ય સુધારનું અવલોકન કરીને તેઓ યોગ્ય સર્વેક્ષણ કરી શકે છે. તેઓ તેમના વિવિધ નિદાન અને તબીબી પરીક્ષણ અહેવાલોની પણ તપાસ કરી શકે છે. લોકોને આ સારવાર અપનાવવા માટે ભલામણ અને પ્રોત્સાહિત કરવા માટે ડોકટરો અને વૈજ્ઞાનિકોએ તેમનું નૈતિક સમર્થન આપવું જોઈએ.

ડોક્ટરો અને વૈજ્ઞાનિકોએ તે હકીકતો પર વિશ્વાસ કરવો જોઈએ કે શિવામ્બુ પાસે કુદરતી દૈવી ચિકિત્સા શક્તિ છે અને

તે એક માત્ર કુદરતી ઉપાય છે જે વિવિધ પ્રકારના રોગોને મટાડી શકે છે. તેઓ સંશોધન કરી શકે છે અને તેમાં વૈજ્ઞાનિક પુરાવા હોય શકે છે કે હું જે કઈ દાવો કરું છુ તે સત્ય છે.

ડબલ્યુ.એચ.ઓ. અને સરકારે "શિવામ્બુ ચિકિત્સા" ને માન્યતા આપવી જોઈએ. તે સલામત છે અને સારવારની સૌથી અસરકારક પદ્ધતિ છે. તેઓ સારી રીતે જાણે છે કે કેટલીક ફાર્માસ્યુટિકલ કંપનીઓએ માનવ મૂત્રમાંથી બનાવેલ જીવન બચાવ કરતી દવાઓ અને ઈંજેક્ષનો વેચાણથી કરોડો રૂપિયાની કમાણી કરી છે.

સરકારી સંગઠન, વૈજ્ઞાનિક, ડોક્ટરો, મીડિયા અને ખાનગી સંસ્થાઓએ "શિવામ્બુ ચિકિત્સા" પર જાગૃતિ લાવવી જોઈએ અને લોકોને શિવામ્બુ ચિકિત્સાથી લાભ મેળવવા આહારની યોગ્ય પદ્ધતિ, તકનિક, ઉપચારની રીત અને આવશ્યક આહાર વિશે લોકોને શિક્ષિત કરવા જોઈએ.

જાગૃતિ વિશ્વના દરેક દૂરસ્થ ખૂણા સુધી પહોંચવી જોઈએ.

સરકારે શિવામ્બુ ચિકિત્સાનો પ્રચાર કરવો જોઈએ

તે ખૂબ જ શક્તિશાળી કુદરતી સારવાર છે અને લાખો જિંદગી બચાવી શકે છે

ઉપચારના પ્રકાર અને રીત

"શિવામ્બુ ચિકિત્સા" ની યોગ્ય પદ્ધતિ આ છે:-

એ) શિવામ્બુ પાન.

બી) શિવામ્બુ થી આખા શરીરે માલિશ કરવી.

સી) શરીરના અસરગ્રસ્ત ભાગ પર શિવામ્બુ થી પલાળેલો કપડાનો ટૂંકડો રાખવો.

ડી) પાણી, ફ્ળો નો રસ પીવો અને સંતુલિત પ્રકાશ આહાર જાળવવો.

મહત્તમ ફાયદો મેળવવા માટે શિવામ્બુ પાન સાથે સંતુલિત અને હળવો આહાર જાળવવો, શિવા/475મ્બુ થી શરીર ની માલિશ કરવી, હઠીલા દરદોથી પીડાતા રોગીઓ માટે શિવામ્બુ થી પલાળેલો કપડાનો ટૂંકડો રાખવો ખૂબ જ મહત્વપૂર્ણ અને જરૂરી અને આવશ્યક છે.

લોકોએ સકારાત્મક વલણ કેળવવું જોઈએ અને કુદરતી ઉપાયમાં સંપૂર્ણ વિશ્વાસ હોવો જોઈએ જે તેમના જીવનને બચાવી શકે છે અને તેમને તમામ પ્રકારના દુઃખ અને વેદનાથી મુક્ત કરે છે. આ ઉપચારમાં વ્યક્તિને પોતાના વિશ્વાસ, રુચિ, પ્રયત્નો, આહાર અને સારવારની પદ્ધતિ અનુસાર ફાયદાઓનો અહેસાસ થશે. જે લોકો આ ઉપચારને સ્વેચ્છાએ અને ખુશીખુશી અપનાવી રહ્યા છે, તેઓને 10 દિવસના ટૂંકા ગાળામાં દિવસેને દિવસે તેમના સ્વાસ્થ્યમાં ધીરે ધીરે સુધારો જોવા મળશે.

પેશાબનો રંગ અને તેનો સ્વાદ વ્યક્તિઓ શું ખાય છે અને શું પીવે છે તેના પર આધાર રાખે છે. જો એક વ્યક્તિ જે દરેક કલાકે વધુ પાણી અને ફળોનો રસ પીતો રહે છે, તે વધુ મૂત્ર કરે છે, તો તેનું આંતરિક શરીર સાફ થઈ જશે અને તેના મૂત્રનો રંગ સફેદ થઈ જશે (રંગ આછા પાણી જેવો). તે જ રીતે જો સંતુલિત હળવો આહાર લેતી વ્યક્તિ તેના આહારમાં તેલ, મીઠું, મસાલા અને મરચાંનું સેવન કરતું નથી તો તેના પેશાબમાં ગંધ હોતી નથી.

જે લોકો તેમની દિનચર્યા અને અન્ય પ્રવૃત્તિઓમાં વ્યસ્ત હોય છે જેમને સારવારની આખી પ્રક્રિયા કરવા માટે સમય નથી મળતો પરંતુ તે પોતાને સ્વસ્થ રાખવા માંગે છે તો તે નીચેની રીતે શિવામ્બુ પી શકે છે અને પોતાને સ્વસ્થ રાખી શકે છે

રાત્રે હળવા વાળું કર્યા પછી અને સૂતા પહેલા તેઓ 3 ગ્લાસ (750 મિલી) ગરમ પાણી પી શકે છે. મધ્યરાત્રિ અથવા વહેલી સવારે તેઓ આછો પીળો રંગ અથવા સફેદ રંગહીન મૂત્ર કરશે જે તેઓએ પીવું જોઈએ. ત્યારબાદ તેઓ તેમની અનુકૂળતા અનુસાર 2 અથવા 3 વખત શિવામ્બુ અને પાણી પીતા રહી શકે છે. આ રીતે તેઓ સવારના નાસ્તામાં પહેલાં એક અથવા 1 ½ લિટર શિવામ્બુ સરળતાથી પી શકે છે. તેઓ દિવસના કોઈપણ સમયે તેમની અનુકૂળ અનુસાર આ પદ્ધતિ અપનાવી શકે છે અને પોતાને સ્વસ્થ અને તંદુરસ્ત રાખી શકે છે.

શિવામ્બુ અને શિવામ્બુ વેટ પેક

જે વ્યક્તિઓ શિવામ્બુ ચિકિત્સા અપનાવવા માંગતા હોય પરંતુ સંકોચ થતો હોય અથવા શિવામ્બુ પીવાનું મન ન કરે તો શરૂઆતમાં તેઓ શિવામ્બુ સાથે શરીરની માલિશ કરીને સારવાર શરૂ કરી શકે છે. તેમને માલિશ કરીને ફાયદાની અનુભૂતિ થશે અને ત્યારબાદ તેઓ પોતાનું મન બનાવીને પીવાનું શરૂ કરી શકશે.

ત્વચાને શિવામ્બુથી ઘસવી / માલિશ કરવી તે ઘર્ષણ કોઈ પણ પ્રકાર કરતાં શ્રેષ્ઠ છે અને શિવામ્બુ ઉપવાસ દરમિયાન દર્દીને પોષણ પૂરું પાડવા માટે શિવામ્બુ ઉપચારનો આવશ્યક ભાગ છે.

જો કોઈ વ્યક્તિ પાણી, ફળોના રસ અને માત્ર સંતુલિત હળવા આહારનો ઉપયોગ કરે છે, તો તે સફેદ રંગનું મૂત્ર કરશે, જેમાં કોઈ ગંધ નથી. સફેદ રંગના મૂત્રનો ઉપયોગ વિના સંકોચ કરી શકાય છે કારણ કે તેનો સ્વાદ શુદ્ધ પાણી જેવો છે જેમાં સ્વસ્થ જીવન ટકાવી રાખવા માટે મૂલ્યવાન પ્રોટીન અને વિટામિન હોય છે.

એક વ્યક્તિ ફક્ત શિવામ્બુ પીવાથી અથવા ફક્ત શિવામ્બુ દ્વારા શરીરની માલિશ કરીને અથવા શિવામ્બુનું વેટ પેક રાખીને ક્રમિક સુધારો મેળવી શકે છે.

શિવામ્બુ પીવાથી વ્યક્તિનું આંતરિક શરીર શુદ્ધ થાય છે, કાયાકલ્પ થાય છે અને તે તેના શરીરમથી વહેતો ઉર્જાનો પ્રવાહની અનુભૂતિ કરે છે. તે મગજ, હ્રદય, ફેફસા, સ્વાદુપિંડ અને યકૃત વગેરે જેવા મહત્વપૂર્ણ અવયવોની રોગ પ્રતિકારક શક્તિને પુનઃજીવિત અને પુનઃનિર્માણ કરશે. જે કેટલાક રોગોને હિસાબે નષ્ટ થઈ હતી.

શિવામ્બુ પાન એ શ્રેષ્ઠ ટોનિક છે. જે પણ કોઈ વ્યક્તિ પ્રયોગ કરવાની તકલીફ લેશે અને પ્રથમ વખત શિવામ્બુ પીશે તેને ખત્રિ થશે અને સંતુષ્ટ થશે. જે વ્યક્તિ દિવસ ના કોઈપણ સમયે એક લિટર શિવામ્બુ (સફેદ અથવા આછું પીળું) પીવે છે અને દિવસના એકવાર તેમના શરીરની માલિશ કરે છે તે પીડા અને વેદનાથી મોટી રાહત મેળવે છે અને ધીરે ધીરે તેના રોગ પર નિયંત્રણ / છૂટકારો

મેળવે છે. તેઓ સંખ્યાબંધ ગોળીઓ લેવાનું ટાળી શકે છે અને તેમણે સ્વસ્થ રાખી શકે છે.

માલિશ

શિવામ્બુ સાથે માલિશ કરવાથી વ્યક્તિના તમામ પ્રકારના ત્વચાના રોગોને મટાડી શકાય છે. ત્વચાના અપ્રાકૃતિક નિશાનો અને સફેદ દાગ ગાયબ થઈ જાય છે. તે ત્વચાને કાયમી કુદરતી ચમક આપશે જે કોઈપણ "સ્પા કે બ્યુટી પાર્લર" ની મુલાકાત લેવાથી મળી શક્તી નથી.

માલિશ કરવાથી અને શરીર પર શિવામ્બુ લગાવવાથી ત્વચાના મોટાભાગના જટિલ રોગો માટી જાય છે અને ત્વચા ચોકખી અને નરમ બને છે. શરીરમાં સુન્નવા અને કંપવા અને પેરલિસિસ માટે શિવામ્બુથી માલિશ કરવું ખૂબ અસરકારક છે અને તેનાથી જકડાયેલા સાંધાઓ નરમ, લચીલા અને ગતિશીલ બને છે.

તાવ આવે તે સમયે શરીર પર શિવામ્બુ લગાવવાથી તાપમાનમા નોંધપાત્ર ઘટાડો થાય છે. શિવામ્બુ એ ઉત્તમ એન્ટી-સેપ્ટિક છે જે કપાવું, ઘા લાગે ત્યારે અને બળી જવા વખતે ઉપચારના હેતુ માટે પ્રાપ્ય છે અને તે ચમત્કારની જેમ કામ કરે છે.

માત્ર શિવામ્બુ વેટ પેક સાથે રાખવાથી વ્યક્તિને અનેક સમસ્યાઓથી મુક્તિ મળે છે. તે ગેંગરીન, લાંબા સમયથી રહેલું અલ્સર અને જખમોને મટાડી શકે છે જે દવાથી મટતા નથી. તે ખરતા વાળને અટકાવી શકે છે અને વાળ મજબૂત બનશે તથા વાળ લાંબા થશે. કેટલાક લોકો જેને ટાલ પડી ગઈ છે તે લોકોને તેના ટાલિયા માથા પર વાળ વધવાનું શરૂ થશે તે જાણીને આશ્ચર્ય થશે.

શીવામ્બુ દાંત અને મોઢાની અન્ય મુશ્કેલીઓમાં પણ અસરકારક છે. દાંતમાં સામાન્ય પીડા માટે તમારે મોંમાં થોડુક શિવામ્બુ રાખવું અને થોડીવાર માટે કોગળા કરવો જોઈએ જે સવારે અને સાંજે છ વખત વારંવાર કરવા જોઈએ.

માતા જો હળવો અને સંતુલિત આહાર લેતી હોય તો તેના શરીર માંથી નીકળે એટલે તરત જ સફેદ રંગનું (અથવા રંગહિન પાણી જેવુ) શિવામ્બુ એકઠું કરી પોતાના બાળકને પીવા માટે આપી

શકે છે. જન્મથી મગજનો લકવો કે માનસિક વિકાર વગેરે રોગો થી અસરગ્રસ્ત હોય તેવા બાળકને શિવામ્બુ આપી શકાય છે અને આ પદ્ધતિ અપનાવી શકાય છે.

જે લોકોને આર્ટરાઈટિસ ઘૂંટણ ની સમસ્યા હોય ચાલવા અને સીડી ચડવામાં મુશ્કેલી થતી હોય તેવા લોકોએ ઘૂંટણ પર શિવામ્બુ લગાવવું જોઈએ અને સુકાઈ જાય ત્યાં સુધી થોડું ઘસવું જોઈએ. તેઓ ફરીથી આ રીતે જ ત્રણ વખત સુકાઈ જાય ત્યાં સુધી શિવામ્બુ લગાવવું જોઈએ. તેઓ ઘૂંટણ પર શિવામ્બુ વેટ પેક પણ રાખી શકે છે જે વધુ અસરકારક છે. આનું દિવસમાં ત્રણ થી ચાર વાર પુનરાવર્તન થવું જોઈએ. 10 થી 15 દિવસના ટૂંકા ગાળામાં તેઓને તીવ્ર પીડાતી રાહત મળશે, જકડાયેલા સાંધાઓ નરમ, ગતિશીલ થશે અને તેઓ ચાલી શકશે અને સીડી ચડી શકશે.

જૂના હઠીલા રોગોમાં જલ્દી ઠીક અને સાજા થવા માટે આ ઉપચારની સાથે ચાલવું, વ્યાયામ, યોગ અને ફિઝીયોથેરાપી કરતાં રોગપ્રતિકારક શક્તિને મજબૂત કરશે વ્યક્તિની રોગ પ્રતિકારક શક્તિ માં સુધારો થશે.

સારવારની આ પદ્ધતિ મગજનો લકવો કે અન્ય જન્મજાત માનસિક બીમારી વાળા નાના બાળકો માટે પણ અપનાવી શકાય છે.

સ્વસ્થ વ્યક્તિ પણ શિવામ્બુ ચિકિત્સા પદ્ધતિ અપનાવી શકે છે, તેમની રોગ પ્રતિકારક શક્તિ વધશે અને તેઓ તેમના શરીરમાં વધારની ઉર્જાનો અનુભવ કરશે પીવાની, માલિશ કરવાની અને વેટ પેક રાખવાની રીત

રાત્રે એક ગ્લાસ પાણીમાં લીમડાના ત્રણ પાન નાખીને સવારે પીવો. ભગવાનને સાજા કરવા અને તંદુરસ્ત રાખવા માટે પ્રાર્થના કરો.

સવારે: 1 લિટર ગરમ / નવશેકું પાણી (4 ગ્લાસ x 250 મિલી) પીવો.

દર એક કલાકે શિવામ્બુ અથવા પાણી પીવું.

સવારથી સાંજ સુધીમાં લગભગ 10 ગ્લાસ 2.5 લિટર (અથવા તેથી વધારે) શિવામ્બુ પીઓ.

દિવસમાં 3 વખત આંખ, કાન અને નાકમાં તાજા શિવામ્બુનાં ટીપાં મૂકો.

નોંધ: - સફેદ રંગનું શિવામ્બુ (પાણી જેવુ રંગહિન) અથવા ખૂબ આછા પીળા રંગનું શિવામ્બુ પીવો. એક સમયે 250 મિલિગ્રામ શિવામ્બુ પીવો અને બાકીના શિવામ્બુને બોટલમાં એકત્રિત કરો અને શરીરની માલિશ કરવા અને શિવામ્બુનાં ભીના પેકને લગાવવા માટે રાખો.

માલિશ

નીચેની રીતે શિવામ્બુથી શરીરે (માથાથી પગ સુધી) માલિશ કરો: -

આખા શરીરે શિવામ્બુ લગાડો અને સુકાઈ નહીં ત્યાં સુધી હળવા હાથે માલિશ કરતાં રહો.

તેજ રીતે ફરીથી ત્રણ વખત શિવામ્બુ લગાવો અને સુકાઈ ત્યાં સુધી હળવે હાથે માલિશ કરો.

તેને યોગ્ય માલિશ કરવામાં 3 વખત સુકાવા માટે લગભગ એક કલાકનો સમય લાગશે.

દિવસમાં 2 થી 4 વખત ઉપરની રીતે આખા શરીરની માલિશ કરો.

માલિશ કરવા માટે વ્યક્તિ એક દિવસ જૂના 24 કલાક રાખવામાં આવેલ શિવામ્બુ ઉપયોગ કરી શકે છે કારણ કે તેમાં કોઈ ગંધ આવતી નથી. કેટલાક લોકો એક કે બે અઠવાડિયા સુધી રાખવામાં આવેલા જુના શિવામ્બુનો ઉપયોગ કરે છે જે ફાયદાકારક પણ છે પણ તેનાથી દુર્ગંધ આવશે.

શિવામ્બુ

માલિશ કર્યા પછી શિવામ્બુના ભીના પેકને પેટ પર અને શરીરના અન્ય અસરગ્રસ્ત ભાગ પર 2 કલાક, દિવસમાં બે વખત રાખો.

રાત્રે ફરીથી શિવામ્બુ વેટ પેક રાખો અને તેને સવારે કાઢી લો.

શિવામ્બુ વેટ પેક માટે: - સુતરાઉ કાપડ લો અને તેને શિવામ્બુમાં પલાળો. શિવામ્બુના ભીના કપડાંને લપેટીને તેને પેટ અને અન્ય અસરગ્રસ્ત ભાગ પર લગભગ 3 વખત ફેરવો.

તેને આવરી લેવા માટે "શિવામ્બુના ભીના કપડાં" ની ટોચ પર પ્લાસ્ટિક વીંટાળો,

પ્લાસ્ટિકના કાગળની ટોચ પર ફરીથી એક અન્ય સુતરાઉ કાપડ લપેટો.

શિવામ્બુના વેટ પેકને દૂર કર્યા પછી, જ્યારે જરૂરી હોય ત્યારે ગરમ પાણીથી સ્નાન કરો.

લોકો શિવામ્બુ પીવાથી, શિવામ્બુ સાથે આખા શરીરે માલિશ કરીને અને પેટ પર અને શરીરના અસરગ્રસ્ત ભાગો પર શિવામ્બુના ભીના પેક રાખીને સારવાર શરૂ કરી શકે છે. દર કલાકે શિવામ્બુ, પાણી અને ફળોનો રસ પીવો અને તે સાથે તેઓ સંતુલિત આહાર લઈ શકે છે. ફાયદાઓ મેળવવા અને રોગને નિયંત્રિત તથા ઠીક કરવા લાંબા સમય સુધી આ ચાલુ રાખી શકાય છે કારણ કે આ સૌથી સલામત પદ્ધતિ છે.

સંતુલિત, હલકો ખોરાક અનુસરવો

<u>સવારનો નાસ્તો:</u> - 6 નંગ અખરોટ અને 10 નંદ બદામ સાથે સફેદ ઓટ્સ નું દલિયું (લાપસી).
<u>મધ્ય સવાર:</u> - પપૈયા, નાનું કેળું.
<u>બપોરનું ભોજન:</u> - દહીં સાથે અથવા બાફેલી શાકભાજી સાથે ભૂરા ચોખાની ટૂંકડી(બ્રાઉન ચોખા ના ટૂંકડા)(મદ્દા) / મિલ્લેટ (બાજરી) ચોખા/ દલિયું
<u>સાંજે:</u> - બ્રાઉન બ્રેડ, સલાડ અથવા સફરજન.
<u>રાત્રિભોજન (વાળું):</u> - ફણગાવેલા અને બાફેલા લીલા ચણા (મૂંગ) અથવા લીલા ચણાનો સૂપ અને બાફેલા શાકભાજી અથવા સલાડ
<u>સમાવેશ કરી શકો છો:</u> - ગોળ, મધ, ખજૂર, આદુ, લસણ અને લીંબુ.
બાફેલા શાકભાજી: -ગાજર, કોબી, કઠોળ અને ડોડા (બેબી કોર્ન)
સલાડ (કચુંબર): -ટામેટાં, કાકડી અને ખમણેલું ગાજર
સૂપ: - વેજીટેબલ (સબ્જી) સૂપ
ફળો: - સફરજન, નાનું કેળું, પપૈયા, લીલા નાશપતીનો, સ્ટ્રોબેરી

નહાતી વખતે તમે મુલ્તાની માટી (પીળી માટી) નો ઉપયોગ કરી શકો છો, હૂંફાળા પાણીમાં લીમડાના પાંદડા, થોડું નારિયેળ તેલ ઉમેરો.

<u>ઉપયોગ ન કરો:</u> - સાબુ, તેલ, નાળિયેર, રીફાઇન ખાંડ, મીઠું અને મરચું.

2 ચમચી મધ, 1 ચમચી ચૂનાનો રસ, 1 ચમચી આદુનો રસ, ½ ચમચી હળદરનો રસ હૂંફાળા પાણીમાં નાખીને રોજ રોજ પીવો. (આદુ અને હળદરના ટુકડાને 24 કલાક પાણીમાં પલાળી રાખો, તેને કાપીને પીસી લો અને તેનો રસ બનાવો).

આ ઉધરસ, શરદી અને તાવના કિસ્સામાં સાંજે અને રાત્રે વારંવારકરી શકો છે.

દર 2 કલાકમાં નીચેનામાંથી કોઈપણ રસ પીવો એટલે કે દિવસમાં 6 ગ્લાસ જ્યુસ.

ગાજર	સફરજન	મોસંબી (ગળ્યું લીંબુ)
ટામેટાં	લીંબુનો રસ	છાશ
દાડમ	નારિયેળ પાણી	સોયા મિલ્ક
જવારાં	કારેલાં	ગાય / બકરીનું મલાઈ કાઢી લીધેલું દૂધ જવનું પાણી

વ્યક્તિઓ દર 3 જા દિવસે “શિવામ્બુ ઉપવાસ” (માત્ર શિવામ્બુ અને પાણી પીને) કરવાથી સારા પરિણામ પ્રાપ્ત કરી શકે છે. તેઓ 2 દિવસ માટે હળવા આહાર અને ફળોનો રસ લઈ શકે છે અને દર 3 જા દિવસે શિવામ્બુ ઉપવાસ કરી શકે છે. તેઓ અઠવાડિયામાં 2 દિવસ માટે શિવામ્બુ ઉપવાસ પણ કરી શકે છે.

સવારના શિવામ્બુનો પ્રથમ ભાગ અને છેલ્લો ભાગ કાઢી નાખવો જોઈએ અને બાકીના શિવામ્બુનો ભાગ લેવો જોઈએ.

<u>3 મહિના પછી નીચેના આહાર શામેલ કરી શકાય છે:-</u>

ચપાટ્ટી (રોટી): -કોલેસ્ટરોલ મેનેજમેન્ટ આટ્ટા સાદા લોટ સાથે ભેળવો. લીલા ચણાનો ડોસ અથવા ઇડલી (ફણગાવેલા લીલા ચણાને પેસ્ટ કરવા માટે પીસવું પડે છે) ગાય નું શુદ્ધ ઘી(દિવસમાં મહત્તમ એક ચમચી) ઓછી માત્રામાં કોલેસ્ટરોલ મુક્ત માખણ (દિવસ દીઠ મહત્તમ 10 ગ્રામ)

શાકભાજી: - પાલક, મેથી, દૂધી, તુરીય, કારેલા, કોબી, ફ્લાવર, તૂર દાળ, લીલા ચણા, કાળા ચણા અને ડુંગળી સિંધવ (રોક સોલ્ટ), કાળા મરી અને અળશીના બીજ ઓછી માત્રામાં લઈ શકાય છે.

કેન્સરના દર્દીઓ માટે દરરોજ ઓછામાં ઓછું 2 ગ્લાસ (½ કિલોગ્રામ) ગાજરનો રસ અને 2 ગ્લાસ ટામેટાંનો રસ પીવાની ભલામણ કરવામાં આવે છે. એક ગ્લાસ ગાજરનો રસ બનાવવા માટે ¼ કિલો ગાજર લો અને છાલ કાઢી લો અને તેને મિક્સરમાં પેસ્ટ બનાવી લો અને પાણી નાખો. તેઓ જવારાં, દાડમનો રસ પણ લઈ શકે છે.

કેંસરના દર્દીઓએ ખાંડનું સેવન કરવાનું ટાળવું જોઈએ. તેઓ એક કપ ગરમ પાણીમાં એક લીંબુનો રસ મધની ઓછી માત્રામાં સાથે મેળવીને પી શકે છે. ગરમ પાણી થોડું મધ સાથે લીંબુ કેન્સરની ગાંઠની વૃદ્ધિને નિયંત્રિત કરી શકે છે. ગરમ પાણીમાં કડવાશ સાથે લીંબુ એ કેંસરના કોષોને મારવા માટેનો શ્રેષ્ઠ પદાર્થ છે.

કેંસરના જે દર્દીઓ કેમોથેરાપી કરાવી રહ્યા છે, તે પ્રક્રિયા દરમ્યાન કોઈપણ અન્ય સ્વસ્થ વ્યક્તિનું શિવામ્બુ પી શકે છે. આમ કરવાથી તેઓ કેમોથેરાપી દ્વારા થતી આડઅસરો અસર કરશે નહીં.

ઉપરોક્ત પદ્ધતિમાં શિવામ્બુ ચિકિત્સા અપનાવી રહેલા વ્યક્તિઓએ વિટામિન, એન્ટીબાયોટીક, તેઝ ગોળીઓ અને ઇન્જેક્શન ન લેવું જોઈએ. જો કે તેઓ હૃદય અને અન્ય સમસ્યાઓ માટે લાગે કે તે જરૂરી છે અને ટાળી શકાય નહીં તો ડાયાબિટીઝ, બી.પી. માટે હળવી ગોળીઓ લઈ શકે છે. અને જ્યારે તેઓ તેમના સ્વાસ્થ્યમાં પ્રગતિ મેળવે ત્યારે આ ગોળીઓ પણ ધીમે ધીમે ઘટાડવી જોઈએ.

ડાયાબિટીઝ અને હાઈ બી.પી.ના દર્દીઓ શિવામ્બુ ચિકિત્સા કારવાની સાથે સાથે ડોકટરો દ્વારા સૂચવેલ દવા / ઇન્જેક્શન પણ લઈ શકે છે. જ્યારે અને જે સમયે તેમને સુધારો મળે છે ત્યારે તેઓ દવા / ઇન્જેક્શન ધીમે ધીમે ઘટાડી શકે છે.

ડાયાબિટીસના દર્દીઓ જેમને સોજો આવે છે અથવા કોઈ ઘા છે તે ભાગ પર શિવામ્બુ વેટ પેક રાખી શકો છો.

જ્યારે પણ તે જરૂરી હોય ત્યારે લોકો તબીબી સારવાર માટે જઈ શકે છે.

જે લોકો જૂના હઠીલા રોગોથી પીડિત છે અને તેમને તબીબી સારવાર લેવી પડે છે તે ડોકટરો દ્વારા સૂચવવામાં આવેલી દવા લઈ શકે છે અને તે જ સમયે તેઓ શિવામ્બુ ચિકિત્સા અપનાવી શકે છે. જ્યારે તેમને થોડો સુધારો જોવા મળે ત્યારે તેઓ તેમને સૂચવવામાં આવેલી દવા ધીરે ધીરે ઘટાડી શકે છે.

કૅન્સરને પણ નિયંત્રણમાં રાખી શકાય, નાબૂદ કરી શકાય

વિશ્વભરમાં લાખો લોકો સૌથી વધુ જોખમી બિમારીથી પીડિત છે. ભારતમાં દર વર્ષે કેન્સરના દર્દીઓના 700,000 (7 લાખ) કેસ અને બાળકોમાં કૅંસરના 40,000 થી વધુ કેસો નોંધાય છે. કમનસીબે કૅંસરના દર્દીઓની સંપૂર્ણ સંખ્યા દર ગુજરતા વર્ષે વધતી રહે છે. તે મૃત્યુનાં મુખ્ય કારણોમાંનું એક બની ગયું છે.

એકવાર નિદાન થયા પછી, ગંભીર આરોગ્યની માનસિક વેદના સિવાય દર્દીને સારવાર માટે જટિલ અને ખર્ચાળ વિધિ હોવાને કારણે તેમને દુઃસ્વપ્ન ની પરિસ્થિતિનો સામનો કરવો પડે છે. કૅંસરના નિદાન અને જરૂરી તપાસ સાથે શરૂ થયું સારવાર લખો રુપિયાના ખર્ચે ચાલે છે.

કૅંસર એક મૂંગો રોગ છે અને ઘણા લોકો પોતાના બચાવમાં જાગ્રત નથી હોતા અને તે વિકૃત આરોગ્ય અને જીવનની અનિશ્ચિતતા તરફ દોરી જાય છે.

કૅંસરની સારવાર પરંપરાગત રીતે સર્જરી, રેડીએશન અને કેમોથેરાપી દ્વારા કરવામાં આવે છે. જો કે આંકડાઓ બતાવે છે કે કૅંસરને ઠીક કરવામાં આ સારવારની અસરકારક્તાની મર્યાદાઓ છે અને તે આડસરોથી ભરેલી છે. કેમોથેરાપી ની આડઅસરને કારણે શરીરમાં શ્વેતકણો અને રક્તકણો ની સંખ્યા ઘટી જાય છે અને વિવિધ મુશ્કેલીઓ ઊભી થાય છે.

રેડીએશન અને કિમોથેરાપી કરતાં શિવામ્બુ ચિકિત્સા વધુ અસરકારક અને લાભદાયી છે. તે કૅંસરના કોષોની વૃદ્ધિનો નાશ કરે છે અને શરીરના અન્ય ભાગોમાં ફેલાતા અટકાવે છે. તે કોઈ પણ આડઅસર કર્યા વિના કૅંસરગ્રસ્ત કોષોમાં રહેલા ઝેરી પદાર્થને મારી શકે છે.

જે લોકો પહેલાથી સર્જરી કે કેમોથેરાપી કરાવી ચૂક્યા છે તે શિવામ્બુ ચિકિત્સા અપનાવી શકે છે. જો તેઓ ડોક્ટરની સલાહ મુજબ કેમોથેરાપી ચાલુ રાખવા માંગતા હોય તો તેઓ 36 કલાક પછી

શિવામ્બુ ચિકિત્સા અપનાવી શકે છે. તે કેમોથેરાપીની આડઅસરોને ઘટાડી શકે છે અને નવા તંદુરસ્ત લોહીના કણોને બનવામાં મદદ કરે શકે છે. તે તેમની રોગ પ્રતિકારક શક્તિ સુધારો કરશે અને રોગ પ્રતિરોધ શક્તિ વધારશે. ડોકટરોએ કેન્સરથી પીડિત લોકોને "શિવામ્બુ ચિકિત્સા" અપનાવવા ભલામણ અને પ્રોત્સાહન આપવું જોઈએ, જે કેમોથેરાપીની આડઅસરોને ઘટાડી શકે છે અને ઝડપથી સુધારવામાં પણ મદદ કરે છે. તે દર્દીઓના જીવનકાળને વધારી શકે છે અને તેમને તમામ પ્રકારના દુઃખોથી રાહત આપી શકે છે.

મે પેટના કેંસર અને અંડાશયના કેંસરથી પીડાતા દર્દીના વિગતવાર કેસ હિસ્ટરી સાથે ડાયગ્નોસિસ (નિદાન) અહેવાલો એટલે કે સી. ટી. સ્કેનિંગ, એંડોસ્કોપી, બાયોપ્સી રેપોર્ટ્સ અને સર્જરી તથા કેમોથેરાપી માટે ડોક્ટરનો અભિપ્રાય વિગેરે સાથે રજૂ કર્યા છે. તેઓએ તેમના સમર્થન રજૂ કર્યા છે તેઓએ તેમની સમર્થન જારી કર્યા છે કે તેઓને તેમની પીડા અને વેદનાઓથી રાહત મળી છે અને તેઓ સર્જરી અને કીમોથેરાપી કર્યા વિના સ્વસ્થ અને તંદુરસ્ત છે.

કેન્સર-સર્વાઇવર (શ્રીમતી સુરેશ રાની)

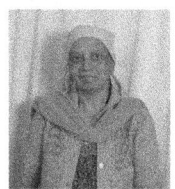

શ્રીમતી સુરેશ રાણી ટર્મિનલ 4 થા સ્ટેજના કેંસરનું નિદાન
શિવામ્બુ ચિકિત્સા થી 4 મહિનામાં સાજા થયા
સ્તન, ફેફસા, અને હાડકાનું કેંસર

દિલ્લીમાં રહેતા 54 વર્ષના શ્રીમતી સુરેશ રાણી (એફ) ને મેટાસ્ટેટિક બ્રેસ્ટ કાર્સિનોમા, મેટાબોલિક એક્ટિવ, લિમ્ફ નોડલ, બોની અને, પ્લેઝર ઇફ્યુઝન સાથે સંકળાયેલું લેફ્ટ એડ્રેનલ કેંસર (સ્તન, ફેફસાં અને હાડકાંનું કેન્સર) હોવાનું નિદાન થયું. તેણે જરૂરી તબીબી પરીક્ષણ અને બાયોપ્સી ટેસ્ટ કરાવ્યા. પીઈટી-સીટી રિપોર્ટમાં ખુલાસો થયો કે વ્યાપક રોગ અને કેન્સર બંને ફેફસાં, જમણું સ્તન, હાડકાં અને શરીરના અન્ય ભાગોમાં ફેલાયેલુ છે. તેના ફેફસામાં પુષ્કળ પ્રવાહી એકઠું થયું હતું.

ડોકટરોએ તેના પરિવારના સભ્યોને સલાહ આપી હતી કે તેઓ તેને કેમોથેરાપી અથવા કોઈ અન્ય સારવાર આપી શકે તેમ નથી અને તે કેન્સરના 4 માં અંતિમ તબક્કામાં છે. તેઓએ તેમને સલાહ પણ આપી હતી કે તેના બચવાની તકો ખૂબ ઓછી છે.

આ અગાઉ મે 2002 માં ડાબી સ્તનના ગઠ્ઠાને દૂર કરવા માટે તેણે સર્જરી કરાવી હતી. બાયોપ્સી પરીક્ષણ પછી તેનું નિદાન ઇન્વેસિવ ડક્ટલ કાર્સિનોમા "સ્તન કેંસર" તરીકે થયું હતું. સર્જરી પછી તેણે કેમોથેરાપીના 6 વખત અને રેડિયોથેરાપીના 16 વખત કરાવ્યા હતા. તે દર વર્ષે મેડિકલ ટેસ્ટ કરાવતી હતી, જે સામાન્ય દેખાતી હતી.

જૂન / જુલાઈ 2012 માં તેની તબિયત લથડવાનું શરૂ થયું. તેને શ્વાસ લેવાની તકલીફ, અંગોમાં સોજો, ઉલટી અને આખા શરીરમાં તીવ્ર પીડાથી પીડાતી હતી. તે યોગ્ય રીતે

અને તે બેસવા, ઊભા રહેવા અને યોગ્ય રીતે ચાલવામાં અસમર્થ હતી અને તે સંપૂર્ણ પથારીવશ હતી.

સુરેશ રાણીની પુત્રી રશ્મિએ ઇન્ટરનેટ પર શિવામ્બુ ચિકિત્સા પર મારી વેબસાઇટ જોઈ હતી, તેણે મારો ફોન પર સંપર્ક કર્યો અને તેણે તેની માતાના કેસનો ઇતિહાસ સામે રાખી. તેણે 09-09-2012 ના રોજ ઇમેલ દ્વારા તેની માતાના કેસના નિદાન અહેવાલને મોકલ્યો અને મારી સાથે શિવામ્બુ ચિકિત્સાના ફાયદાઓ પર ચર્ચા કરી.

મારી સલાહ પર શ્રીમતી સુરેશ રાનીએ 12-09-2012 ના રોજ શિવામ્બુ ચિકિત્સા ચાલુ કરી હતી.

તે ખૂબ જ નબળી અને અસ્થિર હોવાથી શરૂઆતમાં તેમની પુત્રી રશ્મિએ પુષ્કળ પાણી પીવા અને હળવા આહાર લેવાની પદ્ધતિ અપનાવી જેથી તે સ્પષ્ટ અને રંગહીન પેશાબ પસાર કરી શકે. તે તેનું મૂત્ર એકઠું કરતી હતી અને તે તેની માતાને પીવા માટે આપી રહી હતી અને તે પણ તેના પોતાના મૂત્રથી તેના પોતાના શરીરને મેસેજ કરતી હતી.

3 દિવસની અંદર જ તે તેના શરીરમાં ઉર્જા અને બળ અનુભવવા લાગી. તે કોઈ પણ સમસ્યા વિના શ્વાસ લેવામાં રાહત અનુભવવા લાગી. તે જાતે ઊભી થઈ પોતાનું મૂત્ર પી શક્તી હતી. ધીરે ધીરે તેની રોગપ્રતિકારક શક્તિ વધતી જતી હતી અને તેની તબિયત દિન-પ્રતિદિન સુધરી રહી હતી.

તે પુષ્કળ પાણી, ફળોના જ્યુસ અને હળવા આહાર લેવાની સાથે શિવામ્બુ ચિકિત્સાને યોગ્ય પદ્ધતિમાં અપનાવી. તે તેની પુત્રીનું મૂત્ર પીતી હતી તે સાથે તે પોતાનું શિવામ્બુ પણ પીતી હતી અને દિવસમાં બે વખત તેના શરીરને શિવામ્બુથી માલિશ કરતી હતી.

2 અઠવાડિયા (14 દિવસ) ના સમયગાળામાં તેની રોગપ્રતિકારક શક્તિમાં સુધારો થયો અને તેની તબિયત સ્થિર થઈ ગઈ અને તેણે તેના શરીરમાં ફરીથી ઉર્જા પ્રાપ્ત કરી. તે હળવો આહાર ખાવામાં અને પચાવવામાં સક્ષમ હતી તે ઉભા થઈ ધીરે ધીરે ચાલવા સક્ષમ હતી. તે સોજા અને શરીરમાં થતી તીવ્ર

પીડામાંથી મુક્ત થઈ ગઈ હતી. ફેફસા માંથી પ્રવાહી ઘટી ગયું હતી અને તે સામાન્ય રીતે શ્વાસ લેવા સક્ષમ હતી.

મેં તેને સલાહ આપી કે તે વધુ સારા અને થોડા ઝડપી પરિણામો મેળવવા માટે 7 દિવસના અંતરાલ સાથે હળવી કેમોથેરપી કરાવી શકે છે. હળવી કેમોથેરાપી કેટલાક કેંસરના કોષોને સંકોચી અને મારી શકે છે અને જ્યારે શિવામ્બુ ચિકિત્સાની સાથે લેવામાં આવે ત્યારે કેંસરને મટાડવામાં તે મદદરૂપ અને સહાયક પદ્ધતિ બની શકે છે.

તેણે એક્શન કેંસર હોસ્પિટલ, દિલ્લીમાં ડો. હરિ ગોયલ ની સલાહ લીધી જેણે સુરેશ રાણીની તપાસ કરી અને તેમના શારીરિક સ્વાસ્થ્યમાં સુધાર જોઈને ખુશ થયા. તેણે ડો. હરિ ગોયલ ની દેખરેખ હેઠળ 26 સેપ્ટેમ્બર થી 7 દિવસ માટે ટેક્ષોલ 130 mg. ના ઈંજેક્ષન પેલેટીવ કેમોથેરાપી કરાવી.

કેમોથેરાપી લેતી વખતે તે તેની પુત્રીનું મૂત્ર પીતી હતી અને કેમોથેરાપીના 24 કલાક પછી તે પોતાનું શિવામ્બુ પીતી હતી.

કેમોથેરાપી દરમિયાન અને કેમોથેરાપી પછી તેણે નબળાઈ, થાક, સુન્નતા કે અન્ય કોઈ તકલીફ કે આડઅસર નહોતી અનુભવતી.

તેણે લાગ્યું કે તે ગ્લુકોઝ / લોહીની બોટલ લેવા માટે હોસ્પિટલમાં ગઈ છે.

કેમોથેરાપી ડોક્ટરના 2 વખત પછી જેમણે તેની તપાસ કરી તેણે સલાહ આપી કે તે સ્થિર છે અને તેના ફેફસાં સંપૂર્ણપણે સ્પષ્ટ છે અને તેમાં કોઈ પ્રવાહી નથી. તેણે તેને કીમોથેરાપીના 12 વખત સુધી ચાલુ રાખવાની સલાહ પણ આપી.

તે દર 7 દિવસના અંતર સાથે કેમોથેરાપીની સાથે શિવામ્બુ ચિકિત્સા ચાલુ રાખતી હતી. દિવસેને દિવસે તે પોતાના શરીરમાં ઉર્જા અને બળ અનુભવી રહી હતી અને તેની તબિયત સુધરી રહી હતી.

તેણે ફેફસામાં પ્રવાહી એકઠું થવાની, શ્વાસની તકલીફ, શ્વાસ લેવામાં તકલીફ, બેચેની, ઉલ્ટી, નબળાઇ, અંગોમાં સોજો અને શરીરમાં તીવ્ર દુખાવાની બધી મોટી સમસ્યાઓથી મુક્તિ મળી છે.

તેણે સારી રુચિ છે અને તે ખોરાક ને ખાવા અને સારી રીતે પચાવવા સક્ષમ છે. તે બેસી, ઉભા થઈ, ચાલી અને સીડી ચડી શકે છે અને તેના ઘરે સામાન્ય પ્રવૃતિ કરી શકશે.

તેણે 25 સપ્ટેમ્બર થી 12 ડિસેમ્બર 2012 સુધી 12 વખત દર્દશામક કેમોથેરાપી ટેક્ષોલ 130 મિલીના ઈંજેક્ષન લીધા. તેણે 12 ડિસેમ્બરે છાતી અને ફેફસાંનું સ્કેનિંગ પણ કરાવ્યું. સ્કેનિંગ રિપોર્ટ જોયા પછી ડો. હરિ ગોયલે શ્રીમતિ સુદેશ રાણીને સલાહ આપી કે તેમની છાતી અને ફેફસા સંપૂર્ણ સ્પષ્ટ છે. તેણે અંતિમ પરિણામો જોવા માટે પીઇટી સ્કેનિંગ કરાવવાનું સૂચન કર્યું.

તેણે ચંડીગઢ ખાતે આવેલા પી.જી.આઈ.એમ.ઇ.આર કેંસર રિસર્ચ સેન્ટરના ઑંકોલોજીસ્ટ ડો ગુરપ્રીત સિંઘ ની સલાહ લીધી હતી અને 11-01-2013 ના રોજ પીઈટી-સ્કેનિંગ કરાવી હતી.

પીઈટી-સીટીના રિપોર્ટમાં બહાર આવ્યું છે કે શરીરમાં કોઈ એક્ટિવ કેંસર કોષ નથી અને કેંસરના બધા કોષો મરી ગયા છે. રિપોર્ટ સૂચવે છે કે તે સામાન્ય છે અને તેને કેંસર નથી.

એક્શન કેંસર હોસ્પિટલ, દિલ્લી ના ઑંકોલોજીસ્ટ ડો હરિ ગોયલ અને પી.જી.આઈ.એમ.ઇ.આર કેંસર રિસર્ચ સેન્ટરના ઑંકોલોજીસ્ટ ડો ગુરપ્રીત સિંઘ પી.ઇ.ટી.-સીટીના પરિણામો જોઇને ખૂબ જ ખુશ અને સંતુષ્ટ થયા હતા કે તે સામાન્ય છે.

પી.ઇ.ટી.-સીટીના અહેવાલો જોનારા મોટાભાગના ડોક્ટરો અને ઑંકોલોજીસ્ટ પરિણામોથી આશ્ચર્યચકિત છે. તે એ હકીકત માની શકતા નથી કે જે દર્દીને સ્તન-કેંસર ના અંતિમ તબક્કાનું નિદાન થયું હતું જે હાડકાં, ફેફસા અને લસિકા ગ્રંથિઓમાં ફેલાઈ ગયું હતું તે કેંસરથી મુક્તા થઈ શકે છે.

શ્રીમતી સુરેશ રાણી જીવી રહી છે અને 4 મહિનાના ટૂંકા ગાળામાં (12 સપ્ટેમ્બર 2012 થી 11 જાન્યુઆરી 2013 સુધી) સકારાત્મક વલણ સાથે શિવામ્બુ ચિકિત્સા અપનાવીને કેંસરના અંતિમ તબક્કા પર કાબૂ મેળવી ચૂકી છે. તેણે શિવામ્બુ ચિકિત્સા શરૂ રાખી છે.

તે સ્વસ્થ અને તંદુરસ્ત છે અને તેની તમામ સામાન્ય પ્રવૃત્તિઓ કરે છે.

ઉપરની હકીકતો / વિગતોની રશ્મિ દ્વારા પુષ્ટિ કરાઇ છે:

શ્રીમતી રશ્મિ મોબાઇલ: 092179 63629

શ્રીમતીની સુરેશ રાણીની પુત્રી

ઇ-મેઇલ: nkj_24@yahoo.com

PET-CT Report before Treatment
PET-CT અહેવાલ, ઉપચાર શરુ કર્યા પહેલાં

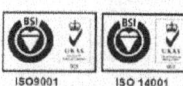

RAJIV GANDHI CANCER INSTITUTE AND RESEARCH CENTRE

ISO9001   ISO 14001

IMAGING SCIENCES:
X-RAY/US/CT/PET/MRI/NM

Sector 5, Rohini, Delhi- 110085
Tel. 47022222 (30 lines), 27051011-15
Fax : 91-11-27051037

PET-CT REPORT

OrderNo	: DIRRGCI890166	Order Date	: 23-Jul-2012 03:08PM
CR. No.	: **146393**	Age/Sex	: 54 YR(S)/F
Name	: **SURESH RANI**	Study Date	: 24-Jul-2012 05:09PM
Referred By	:	Status	: OPD

PT Report

Purpose of Scan:
Rxed case of Ca left breast. Post OP/RT (2000). Now with left pleural effusion. For evaluation
Ref.:PET/2530/12

POSITRON EMISSION TOMOGRAPHY AND DIAGNOSTIC CT:
296-370 MBq 18F-FDG was administered I.V.& Images were taken after 1hr. from skull base to mid thigh. IV
contrast was given. Diagnostic CT Chest was done. Images of the brain were also acquired.

Finding:
Metabolically active lymphnodes are seen in prevascular, pretracheal, AP window, subcarinal, bilateral hilar and left
paraaortic regions. Right supraclavicular region shows evidence of few air pockets.

Metabolically active sclerotic lesions are seen in sternum, left 1st and 10th ribs, few dorso-lumbar vertebrae,
sacrum, right acetabulum, left femur, right iliac bone and bilateral pubic bone.

Left adrenal shows metabolically active nodule.

Metabolically active left pleural thickening is seen. Mild left pleural effusion is seen.

Both lungs are normal. Trachea and main stem bronchi are normal.
No right pleural / pericardial effusion is seen.

Rest of the body including brain shows normal physiological tracer uptake.

Impression:
Metabolically active, lymphnodal, bony, left adrenal involvements with pleural effusion as described.

DR.VISHU / DR.ANKUR:
S.R.NUCLEAR MEDICINE

DR.S.A.RAO:
Sr.CONSULTANT RADIOLOGY

DR.P.S.CHOUDHURY:
DIRECTOR NUCLEAR MEDICINE

DR.A.K.CHATURVEDI:
DIRECTOR RADIOLOGY

BIOPSY REPORT
બાયોપ્સી નો અહેવાલ

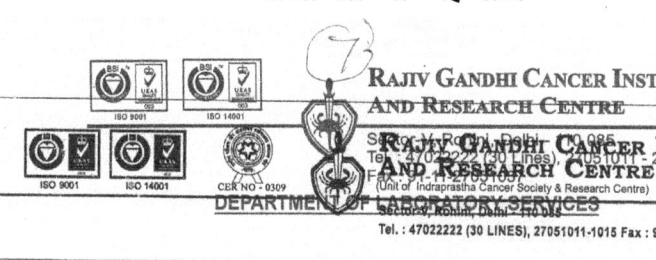

RAJIV GANDHI CANCER INSTITUTE AND RESEARCH CENTRE

Sector-V, Rohini, Delhi-110 085
Tel.: 47022222 (30 Lines), 27051011 - 27051015
Fax: 91-11-27051037

DEPARTMENT OF LABORATORY SERVICES

RAJIV GANDHI CANCER INSTITUTE
AND RESEARCH CENTRE
(Unit of Indraprastha Cancer Society & Research Centre)
Tel.: 47022222 (30 LINES), 27051011-1015 Fax: 91-11-27051037

CR Name	: MRS.SURESH RANI	CR No	: 146393	Age/Sex	: 54/Female
Refered Doctor	:	OPD/IPD	: OPD		
Sample On	: 24-07-2012	Report On	: 25-07-2012 02:34 pm	Biopsy No	: B -

DEPARTMENT OF PATHOLOGY
Lab Test Report

BIOPSY NO:B/4988/2012

SPECIMEN: RIGHT CERVICAL LYMPHNODE BIOPSY

GROSS EXAMINATION:SINGLE NODULAR BITS MEASURING 1.5 X 0.7 X 0.7 cm(A,B)(NTL)

MICROSCOPIC EXAMINATION SHOWS TOTAL REPLACEMENT OF LYMPHOID CELLS BY METASTATIC BREAST CARCINOMA CELLS IN KNOWN CASE OF CARCINOMA BREAST.

Clinical Interpretation if any :

Verified By:

Signature:
DR GURUDUTT GUPTA
25-07-2012 04:57 pm

* Marked Service are not covered Under NABL Accreditation
This is an electronically generated report and needs no signature, Any alterations will make the report void.Request for Histopathology slide/blocks for second opinion: The slides and blocks for second opinion will be issued on the next working day, subsequent to a written request submitted 24 hours prior. Time of collection of the same would be between 3pm and 5pm only.

Technician Name : MINI_2636

-- End of Report --

Discharge Summary after 12 cycles of Chemotherapy
કિમોથેરાપીનાં 12-ચક્રો પતાવ્યાં પછી, રજા મળ્યાં પછીનો અહેવાલ

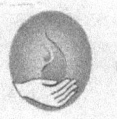 **Action Cancer Hospital**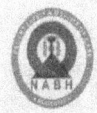

Name: : SURESH RANI   IP No : 11640   CR No 12384   D.O.A : 12/12/2012 11:01AM

Relative : W/O ASHOK KUMAR   Age : 54 Years   Sex : Female   D.O.D : 12/12/2012 03:24AM

Address : C-3C DELHI CITY APP. SEC-13 ROHINI   Area : ROHINI

Phone : Ph 9310096450

Doctor : Dr. Dr Hari Goyal,Dr.VIKAS DUA   Unit : HG UNIT

Room No : DC-3

Discharge Summary

1. DIAGNOSIS:- METASTASIS CARCINOMA BREAST, ON PALLIATIVE CHEMOTHERAPY.

2. KNOWN ALLERGIES:- No known drug allergies.

3: BRIEF SUMMARY OF CASE:- Mrs. Suresh Rani 54 years old normotensive, nondiabetic female is a diagnosed case of Carcinoma breast. She underwent Surgery in 2001 followed by 6 cycles of chemotherapy using CMF regimen followed by 5 yrs of Tamoxifen(ER/PR were negative) Patient developed breathlessness in July 2012 and found to have large pleural effusion. She was further investigated and found to have Right supraclavicular node. Biopsy was perfomed and reported as +ve for metastasis Carcinoma. Pleural fluid was also reported postive for malignant cells. The tissue was reported +ve for ER/PR & HER -2-NEU (3+), **PET-CT** revealed extensive disease. After that no treatment was taken and received alternative treatment. Patient had rapidly refilling effusion. The prognosis of metastasis disease was explained in detail.Option of oral Xeloda/weekly taxol or hormones was given. In view of grossly symptomatic disease,it was planned to give weekly taxol.

Presently she was admitted for **12th cycle** of chemotherapy which she received with prehydration, posthydration and antiemetics on **12/12/2012**. She tolerated the treament well and now she is being discharged in a stable condition.

4. PAST HISTORY: No h/o HTN/DM/CAD/COPD.

5. EXAMINATION:-Patient Conscious, Oriented, Afebrile, BP-120/70mmHg, PR-70/min, RR-20/min, PS-2, Chest - no added sound, CVS-S1S2+, P/A- Soft, BS+.

6. INVESTIGATIONS: - Lab report attached.

7. COURSE DURING HOSPITAL STAY:-

Medicine Given:- Inj. Taxol 130mg with other supportive care.

8. CONDITION ON DISCHARGE:- Satisfactory.

9. TREATMENT ADVICE:-
TAB. LIZOLID 600mg TWICE DAILY FOR 5 DAYS.
TAB. VOVERAN TWICE DAILY FOR 5 DAYS.
TAB. PAN D TWICE DAILY FOR 5 DAYS.
TAB. LARPOSE 1mg FOR 3 DAYS AT NIGHT.
CAP. BECOSULE Z ONCE DAILY FOR 7 DAYS.
TAB. FOLVITE ONCE DAILY FOR 7 DAYS.
PLENTY OF ORAL FLUID.

A-4, Paschim Vihar, New Delhi-110063   Tel.:+91 11 4922 2222   E-mail : ach@actionhospital.com
Fax:+91 11 4502 4287   Website : www.actionhospital.com

A Unit of Manav Sewarth Trust

PET-CT Report after Treatment
PET-CT ઉપચાર પછીનો અહેવાલ

Positron Emission Tomography Centre
Department of Nuclear Medicine,
PGIMER, Chandigarh – 160 012, Tel: 0172 2756719

Name:	Suresh Rani	**PET No:**	8112/13
Age/Sex:	54/Female	**CR No**	1085901
Ref/Dept:	General Surgery	**Date:**	11/01/2013

PET-CT Report

Clinical Indication: K/C/O Ca breast ; Left segmental mastectomy - 16/5/2000; CT - 6 cycles & RT 2000; c/o breathlessness - 2012 : Evaluation : pleural effusion; PET outside (24/7/12): lymph nodal, bony and left adrenal involvement. CT - 12 cycles, last on 12/12/12; PET for CT response.

Technique: *Whole body images (base of skull to mid thigh) were acquired in 3-D mode 60 min after i.v. injection of 370 MBq of F18-FDG using a dedicated BGO PET-CT scanner. Oral contrast diluted with water was given. Reconstruction of the acquired data was performed so as to obtain fused PET-CT images in transaxial, coronal and sagittal views.*

Findings: No abnormal FDG uptake noted in the left breast. No abnormal FDG uptake is noted in the bilateral axillary, internal mammary and supraclavicular regions.

A non FDG avid irregular soft tissue lesion (measuring ~ 2.4 X 2.1 cm) is noted in the subareolar region of the right breast .

Non FDG avid multiple sclerotic foci are noted in the following sites:

--Multiple cervical and dorsolumbar vertebrae
--Sternum
--Multiple bilateral ribs
--Bilateral iliac bones, right ischial tuberosity and bilateral pubic bones
--Sacrum

Note is made of faintly FDG avid moderate left pleural effusion with atelectasis of the underlying segments. Note is made of non FDG avid GGOs in the both lung fields. No abnormal thickening of the pleura is noted.

Note is made of fatty liver with physiological FDG uptake.

Faint FDG uptake is noted in the medial limb of the left adrenal.

FDG uptake is noted in the brown adipose tissue in the neck and thorax – physiological.

Physiological tracer uptake is noted in liver, spleen and rest of the visualised organs.

Impression: Non-FDG avid lesion in the right breast - suggest mammography / FNA correlation.

Non FDG avid left pleural effusion and skeletal lesions and faintly FDG avid left adrenal lesion as described . Compared to the PET printout images of previous study, there appears to be response to chemotherapy.

Consultant

Senior Resident

STOMACH CANCER પેટનું કેન્સર

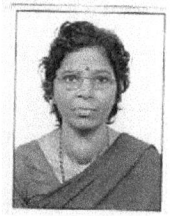

વિનોદા શેટ્ટી   તારીખ: 23.10.2011
પ્રતિ
વિજયલક્ષ્મી શેટ્ટી
બેંગ્લોર.

જેને લાગુ પડતું હોય તેના માટે

મારી માતા શ્રીમતી. વિનોદા શેટ્ટી (સ્ત્રી) ઉંમર 55 વર્ષ પેટમાં દુખાવો, એસિડિટી અને ગેસ્ટ્રિકની સમસ્યાથી પીડાઈ હતી અને છેલ્લા ત્રણ વર્ષથી ઘણા ડો. ક્ટરોની સલાહ લીધી હતી. જોકે તે ઘણી ગોળીઓ નિયમિતપણે લેતી હતી તેણીને તેના દર્દ અને અન્ય સમસ્યાઓથી રાહત મળી ન હતી. **ઓગસ્ત ૨૦૧૦ ના**

મહિનામાં તેણીએ કાનવા ડાયગ્નોસ્ટિક સર્વિસીસ પ્રા.લિ., બેંગ્લોર ખાતે સંપૂર્ણ તબીબી તપાસ, એન્ડોસ્કોપી અને બાયોપ્સી પરીક્ષણ કરાવ્યું હતું અને તેણીને પેટનું કેન્સર "**કાર્સિનોમા સ્ટોમક**" હોવાનું નિદાન થયું હતું.

તે જાણવા માટે, તેણીએ ફરી એકવાર મંગ્લોરની ફાધર મૂલર મેડિકલ કોલેજમાં **છાતી** પેટ અને પેલ્વિસ ટેસ્ટની સીટી સ્કેનિંગ કરાવી. રિપોર્ટનું નિદાન કર્યા પછી ડોકટરોએ તેને ત્રણ ચક્રની કીમોથેરાપી અને પછી સર્જરી કરવાની ભલામણ કરી. ડોકટરોની સલાહ મુજબ તેણી સપ્ટેમ્બર, ઓક્ટોબર અને નવેમ્બર 2010 માં કિમોથેરાપીના ત્રણ ચક્રોમાંથી પસાર થઈ હતી. કીમોથેરાપી પછી તેને ફરીથી ન્યુટ્રોપેનીયા (કીમોથેરાપીની આડઅસર) માટે **ઉલટી** થાક, તાવ, લો બ્લડ સુગર, ઓછા ડબ્લ્યુબીસીની ગણતરી અને તેના ચહેરા અને શરીરના અન્ય

ભાગોમાં સોજાના કારણે તેણીને 3 વખત હોસ્પિટલમાં દાખલ કરવામાં આવી હતી.

કીમોથેરપીના ત્રણ ચક્ર પૂર્ણ કર્યા પછી, તેણે નવેમ્બર, 2010 માં ફરી એકવાર એન્ડોસ્કોપી, હિસ્ટોપ૦થોલોજી, બાયોપ્સી અને સીટી સ્કેનિંગ પરીક્ષણ કરાવ્યું કે કેમ કેથેમોથેરાપીથી તેનો

ફાયદો થયો છે કે નહીં. પરિણામમાં કોઈ સુધારો જોવા મળ્યો નથી. ફાધર મૂલર હાસ્પિTલના ડોક્ટરોએ સલાહ આપી હતી કે, કેમોથેરાપી ગેઇન દ્વારા આખા પેટને દૂર કરવા માટે એક માત્ર સર્જરી કરાવવાનો વિકલ્પ છે. ડોક્ટરોએ પણ સલાહ આપી હતી કે તેના સ્વાસ્થ્યની પુન: પ્રાપ્તિની સંભાવના 50 ટકા હશે.

હું શ્રી જગદીશ ભુરાણીના સંપર્કમાં હતો જ્યારે હું મંગ્લોરમાં હતો અને મારી માતાના કેસનો ઇતિહાસ જાહેર કર્યો અને તેના તમામ નિદાન અહેવાલો તેમને મોકલ્યા. તેમણે મને યુરિન થેરેપીના ફાયદાઓ વિશે સમજાવ્યું અને મને ખાતરી આપી કે મારી માતાને તમામ વેદનાઓથી મુક્તિ મળશે અને કોઈ શસ્ત્રક્રિયા અથવા કીમોથેરેપી કર્યા વિના સામાન્ય જીવન જીવી શકે છે. કોઈક રીતે મેં મારી માતાને પેશાબની ઉપચારની પ્રેરણા આપી અને તેના ફાયદા વિશે જણાવ્યું.

મારી માતાએ ta.16.૧૨.૨૦૧૦ થી યુરિન થેરેપી શરૂ કરી હતી અને 300 દિવસના ટૂંકા ગાળામાં તે ધીરે ધીરે સુધરી ગઈ હતી અને તેને પેટની પીડા, એસિડિટી, ગેસ્ટ્રિક સમસ્યા, તેના ચહેરા અને શરીરના અન્ય ભાગો પર સોજો જેવી બધી ગંભીર સમસ્યાથી રાહત મળી હતી.. તે શક્તિશાળી બની અને તેણી તેની સામાન્ય પ્રવૃત્તિઓ કરવામાં સક્ષમ હતી અને ખુશખુશાલ રીતે સારવાર ચાલુ રાખી. કિમોથેરાપીના 1 "ચક્ર દરમ્યાન તે વાળ ગુમાવી ચૂકી હોવાથી તેના માથા પર વાળ વધવા માંડ્યા.

આ સમયગાળા દરમિયાન હું કે મારી માતા ન તો જગદીશ ભુરાણીને વ્યક્તિગત રૂપે મળી હતી. અમે ફોન પર તેમની સાથે સંપર્કમાં રહ્યા હતા અને તેમની સલાહ મુજબ યુરિન થેરેપીની પ્રેક્ટિસ કરી હતી. તે સંપૂર્ણપણે આહાર પર છે અને તેના દ્વારા ભલામણ કરેલા ફક્ત તે જ ખોરાક લે છે. તે દિવસમાં 2 વખત પેશાબ સાથે માલિશ કરે છે અને

દિવસના સમયે પેશાબની ભીની સંધિ રાખે છે. તે દરરોજ ઓછામાં ઓછું 3 લિટર પેશાબ પીવે છે.

યુરીન થેરેપીના 5 મહિના પૂરા થયા બાદ તેણીએ ફરી એકવાર ઓગસ્ટ 2011-માં મંગ્લોરના ફાધર મૂલર મેડિકલ કોલેજ હોસ્પિટલમાં સીટી સ્કેનિંગ અને બ્લડ ટેસ્ટ કરાવ્યો હતો અને મેડિકલ ઓન્કોલોજિસ્ટ ડો. દિનેશ શેટની સલાહ લીધી હતી. રીપોર્ટમાં **જોતા** અને **તેણીને** ડો. દિનેશ શેટ તપાસ કરતાં કહ્યું કે તે સ્થિર છે અને આ રોગ શરીરના અન્ય ભાગોમાં ફેલાયો નથી. તેણે તેને યુરિન થેરેપી ચાલુ રાખવાની સલાહ આપી.

8 મહિના પછી અમે બેંગ્લોર પાછા આવ્યા અને તા. 10.08.2011 ના રોજ બેંગ્લોરના કન્વા ડાયગ્નોસ્ટિક સર્વિસીસ પ્રા.લી. લિમિટેડમાં એન્ડોસ્કોપી પરીક્ષણ અને અન્ય તમામ જરૂરી રક્ત પરીક્ષણ કરાવ્યું. જો કે અગાઉના અહેવાલોની તુલનામાં એન્ડોસ્કોપી પરીક્ષણ અહેવાલોમાં બહુ ભિન્નતા જોવા મળી નથી, પરંતુ તમામ રક્ત પરીક્ષણ, હિમેટોલોજી, બાયોકેમિસ્ટ્રી અને અન્ય અહેવાલોના પરિણામો બધા જ સામાન્ય શ્રેણીમાં હતા.

તા. 11.10.2011 ના રોજ મેં ડો. બી.એસ. **અજયકુમાર** બેંગ્લોરની એચસીજી કેન્સર હોસ્પિટલના ચેરમેન અને સીઇઓ અને ઓન્કોલોજીસ્ટ**ની** એપોઇન્ટમેન્ટ લીધી અને તેના બધા અગાઉના અને વર્તમાન અહેવાલોમાંથી પસાર થયા પછી અને તેની વ્યક્તિગત તપાસ કરતા ડો. બી.એસ. અજયકુમારે તેમને સલાહ આપી કે તે સ્થિર છે અને તે યુરિન થેરપી ચાલુ રાખી શકે છે.

અગાઉ ડોક્ટરની સલાહ મુજબ પેટ અને કીમોથેરપીને દૂર કરવા માટેની મોટી સર્જરી કરાવ્યા વિના તે બચી રહી છે. જો તેણીએ શસ્ત્રક્રિયા કરાવી હોત, તો તે સંપૂર્ણપણે બેડ પર સવાર થઈ હોત અને શારીરિક પીડા અને માનસિક વેદના તેણે સહન કરી હોત તે સમજાવ્યા વગરની છે. હવે જ્યારે તે પાછલા 10 મહિનાથી પેશાબની ઉપચાર કરી રહી છે ત્યારે તેણીએ તેના બધા દર્દ અને વેદનાથી છૂટકારો મેળવ્યો છે અને તેની તબિયત પણ સ્થિર છે. યુરિન થેરેપી અપનાવ્યા પછી

તેણીની કોઈપણ સ્વાસ્થ્ય સમસ્યા માટે ડોક્ટર અથવા હોસ્પિટલની મુલાકાત લીધી નથી.

પેશાબના ઉપચારના ફાયદાઓ વિશે વ્યક્તિગત રીતે જાણ્યા પછી, હું કેન્સર અથવા અન્ય કોઈ રોગથી પીડાતા લોકોને ભલામણ કરું છું કે તેઓ આ ઉપચારને ઇરાદાપૂર્વક અપનાવે જેથી તેઓ પણ વેદનાઓ દૂર કરી શકે અને વધારે ખર્ચ કર્યા વિના પેશાબની ઉપચારનો લાભ મેળવી શકે. **માનવ જાતીને** મદદ કરવા માટે મીડિયા અને સામાજિક સંસ્થાઓએ પેશાબની ઉપચાર અંગે જાગૃતિ લાવવા આગળ આવવું.

સહી અવાચ્યા
વિજયલક્ષ્મી શેટ્ટી
ઈમેલ આઈડી: vijilshetty@yahoo.com
મો.9241148356

SMT VINODA SHETTY Endoscopy: -
CARCINOMA STOMACH
શ્રીમતી વિનોદા શેટ્ટી -એન્ડોસ્કોપી -પેટનું કેન્સર

KANVA DIAGNOSTIC SERVICES PVT LTD.
NO. 2/10, Dr. Rajkumar Road, 4th N Block, Rajaji Nagar, Bangalore - 560010

Patient Name	MRS VINODHA	Age	48 years
Patient I D	K635243	Sex	F
Ref.By Doc	Dr. JANARDHAN R	Visit Date	24-Aug-10

UPPER GI ENDOSCOPY REPORT:

INDICATION : Pain abdomen and hemetemesis

FINDINGS :

ESOPHAGUS: Normal. No erosions or hiatus hernia.

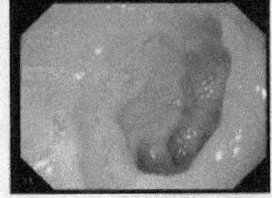

STOMACH:

Ulcerative type of growth seen involving the mid body circumferentially with narrowing. Lesion extends proximally along the lesser curve upto the GE junction. Multiple biopsies taken.

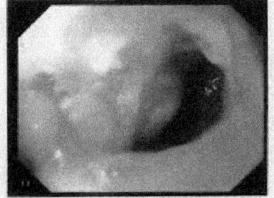

DUODENUM:

CAP : Normal. No ulcer.

DII : Normal.

IMPRESSION : CARCINOMA STOMACH

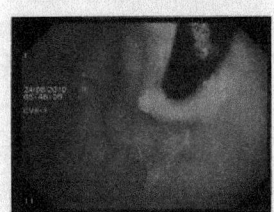

IMAGES:

1. DUODENAL CAP

2. GROWTH

3. FUNDUS

4. ESOPHAGUS

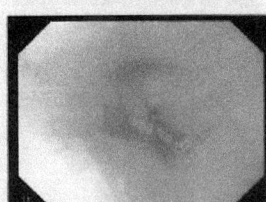

DR.ANAND DOTIHAL,
MD (PGI, CHANDIGARH), DM (DELHI).,
CONSULTANT GASTROENTEROLOGIST

HISTOPATHOLOGY REPORT
હિસ્ટોપેથોલોજિ નો અહેવાલ-રિપોર્ટ

KANVA DIAGNOSTIC SERVICES PVT LTD
No. 2/10, Dr. Rajkumar Road, 4th N Block,
Rajajinagar, Bangalore- 560010
Phone: 080 – 2313 3838 / 39 /40/41/42/43, 2313 4846, 23134847
Fax: 080 - 2313 3844 E-mail:dr.venkatappa@kanvadiagnostic.com.
Website. www.kanvadiagnostic . com.

Patient Name	Mrs. Vinodha	Age	48 Yrs
Patient I.D.	K635278	Sex	Female
Ref By Doc	Dr. Janardhan R	Date	26/08/2010

HISTOPATHOLOGY REPORT

HPE NO   : 843 /2010

SPECIMEN   : BIOPSY FROM STOMACH

GROSS EXAMINATION:

Specimen consists of multiple tiny grey white soft tissue bits altogether measuring < 0.5 cms.

MICROSCOPIC EXAMINATION:

Section studied is showing mucosa of the stomach with infiltrating tumour .the tumour is composed of cells arranged in diffuse sheets. The cells are round to columnar having hyperchromatic to vesicular nuclei with nucleoli and moderate amount of cytoplasm. the cells show moderate degree of nuclear pleomorphism with occasional atypical mitosis. There is moderate mixed inflammatory cellular infiltration. Rest of the mucosa and lamina propria is unremarkable.

IMPRESSION: HISTOPATHOLOGICAL FEATURES ARE SUGGESTIVE OF POORLY DIFFERENTIATED ADENOCARCINOMA – STOMACH.

ENCL: ONE SLIDE & BLOCKS
PRESERVE THEM CAREFULLY

Dr. Swarna Shivakumar
MBBS, MD
Pathologist

C.E.C.T. Chest, Abdomen & Pelvis
C. E. C. T છાતી,પેટ અને પેઢાં

FATHER MULLER MEDICAL COLLEGE HOSPITAL
(A Unit of Father Muller Charitable Institutions)
Father Muller Road, Kankanady, Mangalore - 2, India
Phone: 0824-2436301, 2238175   Web : www.fathermuller.com

MR - 33

DEPT. OF RADIO-DIAGNOSIS & IMAGING

NAME : MRS.VINODA SHETTY   AGE: 55 YRS

REF.BY:DR.ROHANGATTY   DATE:16-9-2010

WARD : OP   IP NO :

C.E.C.T. CHEST, ABDOMEN & PELVIS

STOMACH, BOWEL & MESENTRY: Wall thickening seen involving the gastro oesophageal junction and extending along the lesser curvature into the mid body of stomach.

LIVER: The liver is normal in size and shows homogenous parenchymal tissue density. There is no evidence of intrahepatic biliary dilatation. No evidence of focal lesion.

GALL BLADDER: Normal. No calculi.

PANCREAS: The pancreas has a normal size and configuration. The tissue attenuation pattern is normal and there is no evidence of any diffuse or focal pathology. The pancreatic duct is not dilated and there are no pancreatic calculi.

ADRENALS: Both adrenals are normal in size and enhancement.

SPLEEN : Normal in size and show no focal lesion.

KIDNEYS: Both kidneys are normal in size. There is no evidence of calyceal dilatation or calculi.

LYMPHADENOPATHY: Few small and periportal lymphnodes seen. Few pre tracheal and prevascular lymphnodes seen.

FREE FLUID:- Nil

C.E.C.T. Chest, Abdomen & Pelvis-page-2
C. E. C. T છાતી,પેટ અને પેઢાં -પૃષ્ટ-2

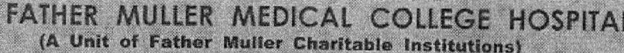

FATHER MULLER MEDICAL COLLEGE HOSPITAL
(A Unit of Father Muller Charitable Institutions)
Father Muller Road; Kankanady, Mangalore - 2. India
Phone: 0824-2436301, 2238175   Web : www.fathermuller.com

MR - 33

DEPT. OF RADIO-DIAGNOSIS & IMAGING

BLADDER: Bladder have a normal anatomical configuration. There is no evidence of any intraluminal pathology or thickening of its walls.

UTERUS AND OVARIES: No obvious pathology.

INGUINAL ORIFICES: Normal

ABDOMINAL WALL: Normal

VISUALISED BONES : Normal

Chest:

LUNGS: Both the lungs show a normal bronchial and vascular branching pattern. There is no evidence of any parenchymal lesion.

PLEURA: No evidence of pleural thickening/calcification.

CARDIA & GREAT VESSELS: The heart and mediastinal vascular structures have a normal anatomical configuration. The thoracic aorta and its branches are normal and show no evidence of calcification.

THYROID: Is diffusely enlarged in size.

VISUALISED BONES: The visualized bones of the chest wall and the dorsal spine appears normal.

IMPRESSION:

KNOWN CASE OF CA STOMACH; PRESENT CT SHOWS:
- **WALL THICKENING INVOLVING THE GASTRO OESOPHAGEAL JUNCTION AND EXTENDING ALONG THE LESSER CURVATURE INTO THE MID BODY OF STOMACH.**
- **ENLARGED THYROID.**

DR. SABAN JOY ANDREWS
M.D.,D.N.B.,F.R.C.R

Requires 6 cycles of Chemotherapy and cost Rupees One Lakh

કીમોથિરપીનાં 6-ચક્રો ની જરૂર તથા રૂપિયા 1-લાખ નો ખર્ચો

FATHER MULLER CHARITABLE INSTITUTIONS

Father Muller Road, Kankanady, Mangalore - 575 002, India.

UNITS: Father Muller Multi-speciality Hospital, Homoeopathic Hospital, Homoeopathic Pharmaceutical Division,
St Joseph's Leprosy Hospital, Rehabilitation Unit, Father Muller Medical College, Father Muller Homoeopathic
Medical College, Father Muller College of Nursing, Father Muller School of Nursing and Father Muller
Institute of Para-medical Courses.

Tel : (0824) 2238000
(0824) 2436301-3

Fax : (0824) 2436551, 2437402
E-mail : muller@bsnl.in
Website : www.fathermuller.com

ESTD 1880

Ref. No. : ....

Date : 12/10/2010

TO WHOM SO EVER IT MAY CONCERN

This is to certify that Mrs. Vinoda Shetty, aged 55 years, W/o Sanjeeva Shetty, resident of Sandolika Hadi house, Inna post, Karkala, is suffering from carcinoma stomach. She requires 6 cycles of chemotherapy Docetaxel + cisplatin. Total cost of chemotherapy will be approximately Rs.1,00,000 (Rs one lakh only).

Dr. Dinesh shet
Medical Oncologist
Father Muller Oncology Centre

Medical Oncologist
Father Muller Medical College Hospital
Kankanady, Mangalore-2

Requires Surgery and the cost Rupees two lakhs

સર્જરીની જરૂરિયાત તથા રૂપિયા 2-લાખનો ખર્ચો

FATHER MULLER CHARITABLE INSTITUTIONS

Father Muller Road, Kankanady, Mangalore - 575 002, India.

UNITS. Father Muller Multi-specialty Hospital, Homoeopathic Hospital, Homoeopathic Pharmaceutical Division, St Joseph's Leprosy Hospital Rehabilitation Unit, Father Muller Medical College, Father Muller Homoeopathic Medical College, Father Muller College of Nursing, Father Muller School of Nursing and Father Muller Institute of Para-medical Courses.

Tel : (0824) 2238000
      (0824) 2436301-3

Fax : (0824) 2436661, 2437402
E-mail : muller@bsnl.in
Website : www.fathermuller.com

Ref. No. : ....

ESTD 1980

Date : 19/10/2010

TO WHOM SO EVER IT MAY CONCERN

This is to certify that Mrs. Vinodha Shetty, aged 55 years, W/o Sanjeeva Shetty, resident of Sandolika Hadi house, Inna post, Karkala, is suffering from carcinoma stomach. She requires surgery after chemotherapy. The cost of surgery will be approximately Rs.2,00,000 (Rupees two lakhs only).

Dr.Rohanchandra Gatty.M.S, M.Ch
Surgical Oncologist
Fr.Muller Oncology Centre
Mangalore Surgical Oncologist
Father Muller Medical College Hospital
Kankanady, Mangalore-2

ગર્ભાશયનું કેન્સર (શ્રીમતી મમતા)

શ્રીમતી મમતાને (એફ) (ઉંમર 28 વર્ષ) હોસ્પિટલમાં દાખલ કરવામાં આવી હતી અને તેના પર નીચે મુજબની સર્જરી થઈ:-

સ્ટેજિંગ લેપ્રોટોમી (અંડાશયની ગાંઠ)

ટોટલ હિસ્ટેરેક્ટોમી (ગર્ભાશય ને દૂર કરવું)

બાયલેટરલ સેલ્ફિંગો ઓફેરેક્ટોમી (બંને અંડાશયને ને દૂર કરવું)

અને ઇન્ફ્રા કોલિક ઓમેનેક્ટોમી અને એપેંડેક્ટોમી (એપેંડીક્ષ દૂર કરવું)

તપાસ અને વિવિધ પરીક્ષણો બાદ તેનો નિદાન અહેવાલ આ પ્રમાણે આવ્યો: - નવેમ્બર 2009 માં "પેપિલરી એડેનોકાર્સિનોમા" અંડાશયનું કેન્સર. ડોકટરોએ તેમણે સલાહ આપી હતી કે 3 મહિનાના સમયગાળામાં દર 15 દિવસે એમ 6 વખત કેમોથેરાપી કરવી. સર્જરી પછી તેને પેટમાં દુખાવો, શરીરમાં નબળાઇ અને ચાલવામાં તકલીફ હતી. પેશાબ કરતી વખતે તેને લોહી નીકળતું હતું જે તેના નિયંત્રણ માં નહોતું.

તેણે નવેમ્બર 2009 માં શિવામ્બુ ચિકિત્સા શરૂ કરી અને તમામ તબીબી ગોળીઓ બંધ કરી દીધી. 10 દિવસના ટૂંકા ગાળામાં તેનો રક્તસ્રાવ સંપૂર્ણપણે બંધ થઈ ગયો હતો તેને પેટમાં દુખાવો, નબળાઇ, રક્તસ્રાવ અને અન્ય વિવિધ સમસ્યાઓથી પણ મુક્તિ મળી હતી અને તે યોગ્ય રીતે ચાલવામાં સક્ષમ હતી.

ણે યોગ્ય પદ્ધતિથી સારવાર શરૂ રાખી અને આ દરમિયાન તેને તેની બધી તકલીફોમાંથી રાહત મળી અને તેણે શરીરમાં તાકાત મેળવી. જોકે ડોકટરોએ તેને નવેમ્બર 2009 માં કેમોથેરાપી લેવાની સલાહ આપી હતી પરંતુ તે કેમોથેરાપી કે અન્ય સારવાર વગર જીવે છે. તે સ્વસ્થ અને તંદુરસ્ત રહે છે અને કોઈ પણ તકલીફ વગર ઘરના સામાન્ય કામ કરે છે. તેના વાળ પર મજબૂત થયા છે અને પહેલા કરતાં 9" જેટલા વધી ગયા છે.

શિવામ્બુ ચિકિત્સા અપનાવ્યા પછી તે સ્વસ્થ અને તંદુરસ્ત રહે છે અને આજદિન સુધી તેણે કોઈ ડોક્ટર અથવા કોઈ હોસ્પિટલની મુલાકાત લીધી નથી.

Bangalore
08-11-2010

My name is Mamtha I am 29 years old. I was admitted in St. Philomena's Hospital stating that I have a cystic mass in my abdomen which was 12 cm. I had to undergo the major operation on 21st October 2009. In that operation I had to remove the Uterus, remove both Ovaries and even remove the appendix. After the operation the diagnosed report came as Ovarian Cancer and the Doctor advised me to undergo for 6 rounds of "Chemotherapy".

I was totally lost a thought that my life is finished. Then my mother told me about Sri Jagdish Bhurani. I and my husband went to meet him personally. He told us about the benefits of Urine Therapy and the proper method of diet, the way of messaging and keeping urine wet pack. Before and after my surgery I had a pain in my Stomach and I was very weak and was not able to walk independently. I also had bleeding while passing Urine.

Once I started Urine Therapy I stopped taking all my medicine and may be within a week all my pain vanished and the bleeding stopped completely. I was feeling strong and I was insisted to continue this treatment for 3 months. I did so and now I am hale and healthy. I did not undergo for Chemotherapy. Now even my Hairs have grown longer say about 9" to 10". Thanks to God to show such a person to me and I thanks to my mom also.

I wish if I had come into contact with Sri Jagdish Bhurani earlier, then I would have not gone for Surgery and also saved the huge amount what my family had to spend in the Hospital. I would suggest other people who are suffering from Cancer that instead of undergoing Surgery they can do this Urine Therapy which does not cost anything and it can be done at home very easily.

Mamtha 12/11/2010

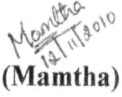

(Mamtha)

શ્રીમતી મમતાનું પ્રમાણ-પ્રશંસા-પત્ર

મારું નામ મમતા છે હું 29 વર્ષની છું. મને એમ જણાવીને સેન્ટ ફિલોમિનાની હોસ્પિટલમાં દાખલ કરવામાં આવી હતી કે મારા પેટમાં સિસ્ટીક માસ છે જે 12 સે.મી છે. મારે 21 ઓક્ટોબર 2009 માં એક મોટા ઓપરેશન કરાવવું પડ્યું. તે ઓપરેશનમાં મારે ગર્ભાશય કાઢવું પડ્યું, બંને અંડાશયને કાઢવા પડ્યા અને અપેંડિક્સ પણ દૂર કરવું પડ્યું હતું. ઓપરેશન પછી નિદાન અહેવાલ અંડાશયના કેંસર તરીકે આવ્યો અને ડોક્ટરે મને "કેમોથેરાપી" ના 6 રાઉન્ડ કરાવવાની સલાહ આપી.

હું એવા વિચારોમાં ખોવાઈ ગઈ કે મારી જિંદગી સંપૂર્ણ બરબાદ થઈ ગઈ. ત્યારે મારી માતાએ મને શ્રી જગદીશ ભુરાણી વિશે કહ્યું. હું અને મારા પતિ તેને વ્યક્તિગત રૂપે મળવા ગયા હતા. તેમણે અમને શિવામ્બુ ચિકિત્સા (મૂત્ર ચિકિત્સા)ના ફાયદા અને આહારની યોગ્ય પદ્ધતિ, યુરીન વેટ પેક માલિશ કરવાની અને રાખવાની રીત વિશે જણાવ્યું. મારી શસ્ત્રક્રિયા પહેલાં અને પછી મને મારા પેટમાં દુખાવો થતો હતો અને હું ખૂબ જ નબળી હતી અને સ્વતંત્ર રીતે ચાલવા માટે સમર્થ નહોતી. પેશાબ કરતી વખતે પણ લોહી નીકળતું હતું.

એકવાર મેં શિવામ્બુ ચિકિત્સા શરૂ કરી, મેં મારી બધી દવા લેવાનું બંધ કરી દીધું અને એક અઠવાડિયામાં જ મારી બધી પીડા ઓછી થઈ ગઈ અને લોહી નીકળવું સંપૂર્ણપણે બંધ થઈ ગયું. હું મારી જાતને સશક્ત અનુભવી રહી હતી અને મને 3 મહિના સુધી આ સારવાર ચાલુ રાખવાનો આગ્રહ કરવામાં આવ્યો. મેં એ પ્રમાણે કર્યું અને હવે હું સ્વસ્થ અને તંદુરસ્ત છું. મારે કેમોથેરપી કરાવવાની જરૂર નહોતી પડી. અને હવે મારા વાળ પણ મોટા થયા છે લગભગ 9" માંથી 10". આવા વ્યક્તિને મને બતાવવા માટે ભગવાનનો આભાર અને હું મારી મમ્મીનો પણ આભાર માનું છું.

કાશ જો હું પહેલેથી શ્રી જગદીશ ભુરાણીના સંપર્કમાં આવી હોત, તો હું શસ્ત્રક્રિયા માટે ગઈ જ નો હોત અને મારા પરિવારજનોએ

હોસ્પિટલમાં ખર્ચ કરવા પડેલી મોટી રકમ પણ બચી ગઈ હોત. હું કેંસરથી પીડિત અન્ય લોકોને સૂચન કરીશ કે સર્જરી કરાવવાને બદલે તેઓ આ શિવામ્બુ ચિકિત્સા કરી શકે છે જેના માટે કોઈ ખર્ચ થતો નથી અને તે ઘરે ખૂબ જ સરળતાથી કરી શકાય છે.

મમતા

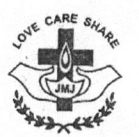

ST. PHILOMENA'S HOSPITAL
No. 4, Campbell Road
Viveknagar P.O., Bangalore - 560 047.
Ph : 4016 4300
Fax : 2557 5704
E-mail : stphilomenashospital@vsnl.net

To whom ever so it may concerned

This is certify that Mrs Mamtha J.S 28 yrs underwent surgery (Staging Laparotomy) for Ovarian tumor on 21.10.09. Total abdominal hysterectomy c̄ Bilateral salpingo oophorectomy c̄ infra colic omentectomy c̄ appendectomy were performed. Histopathological report came as papillary serous cystadeno carcinoma.

Doctor's Report:- Underwent Surgery and needs Chemotherapy

દાક્તરનો અહેવાલ -સર્જરી કરાવી છે અને કિમોથેરાપીની જરૂરિયાત છે

She needs Chemotherapy after surgery. This is for you kind information.

7/11/09.
St. Philomena Hospital.

Suthenas
For Dr. Shylaja.

ST. PHILOMENA'S HOSPITAL
NO. 4, Campbell Road,
Viveknagar P. O.
BANGALORE - 560 047.

દર્દીઓના દાખલા જેને આ પદ્ધતિથી ફાયદો થયેલ છે

મેળવનારા દર્દીઓની કેસ હિસ્ટ્રી

"ડૉ. બલ્લાલ્સ આયુર કેર ક્લિનિક"ના ડૉ. કે. સી. બલ્લાલે 1995માં તેમની પાસે આવેલા લાંબા સમયથી બીમારીમાં ઘેરાયેલા (ક્રોનિક બીમારીમાં સપડાયેલા) દર્દીઓને આ ઉપચાર પદ્ધતિ સૂચવી હતી અને આ સારવારથી તેમને લાભ થયો હતો.

3. ગેલ બ્લેડર સ્ટોન્સ (પિત્તાશયમાં પથરી):- શ્રી રામકૃષ્ણ રેડ્ડી (પુ. 55 વર્ષ) પેટની અસહ્ય દુખાવાથી પીડાતા હતા. અતિશય દુખાવાને કારણે તેઓ યોગ્ય રીતે ઊભા રહી શકતા નહોતા કે બેસી અને સૂઈ પણ નહોતા શકતા. બૅંગલુરુ અને હૈદરાબાદની વિવિધ હૉસ્પિટલમાં તેમને દાખલ કરવામાં આવ્યા હતા. સ્કેનિંગ અને સંપૂર્ણ તબીબી તપાસ બાદ ડૉક્ટર્સે, પિત્તાશયમાં ઘણી બધી પથરી હોવાનું નિદાન કર્યું અને ઓપરેશન દ્વારા પિત્તાશય કાઢી નાખવાની સલાહ આપી હતી.

મારી સલાહથી શ્રી રામકૃષ્ણ રેડ્ડીએ સપ્ટેમ્બર, 2006માં "સ્વમૂત્ર પ્રયોગ"ની ઉપચાર પદ્ધતિ શરૂ કરી. દિવસે ને દિવસે અસહ્ય દુખાવામાં રાહત થઈ હોવાનું અને 7 દિવસમાં જ દુખાવો સંપૂર્ણપણે બંધ થઈ ગયો હોવાનું તેમણે અનુભવ્યું. તેમણે 60 દિવસ સુધી આ ઉપચાર પદ્ધતિ ચાલુ રાખી અને પછી તેઓ હૈદરાબાદ ગયા અને સ્કેનિંગ તથા સંપૂર્ણ તબીબી પરીક્ષણ માટે ફરીથી હૉસ્પિટલમાં દાખલ થયા. તેમના તબીબી પરીક્ષણમાં પિત્તાશયમાં પથરીનો એક કણ સુધ્ધાં જોવા ન મળતાં ડૉક્ટર્સ આશ્ચર્યચકિત થઈ ગયા અને હવે ઓપરેશન કરાવવાની આવશ્યકતા ન હોવાની સલાહ આપી.

4. મોટર ન્યૂરોન ડિસીસ:- શ્રી શ્રીચંદ (પુ. 58 વર્ષ)ને માર્ચ, 2005માં મોટર ન્યૂરોન ડિસીસ (M.N.D.) થયો હોવાનું નિદાન થયું હતું. ડૉક્ટરની સલાહથી તેઓ રોજ 12 ગોળી (ટૅબ્લેટ) લેતા હતા. આમ છતાં દિવસે ને દિવસે તેમની તબિયત બગડતી જતી હતી. દોઢ વર્ષના સમયગાળામાં જ તેમની રોગપ્રતિકારક શક્તિ, ખભાથી નીચેના ભાગના જ્ઞાનતંતુઓ અને સ્નાયુઓ ધીમેધીમે નબળા પડવા

લાગ્યા. હાથ અને પગના સાંધા જકડાઈ ગયા અને કામ કરતા બંધ થઈ ગયા. તેઓ હાલીચાલી શકતા નહોતા અને આંગળાં, હાથ અને પગ પણ હલાવી શકતા નહોતા કે વાળી શકતા નહોતા. બગડતી જતી તબિયત અને નબળાઈને કારણે તેઓ સ્નાયુઓ ગુમાવી ચૂક્યા હતા.

મારી સલાહથી સ્વ. શ્રી શ્રીચંદે નવેમ્બર, 2006માં સ્વમૂત્ર પ્રયોગની ઉપચાર પદ્ધતિ શરૂ કરી અને ટૅબ્લેટ લેવાનું બંધ કર્યું. માત્ર 10 દિવસના ટૂંકા ગાળામાં જ શરીરમાં શક્તિ આવી હોય, તેવું તેમને લાગ્યું. તેમની તબિયતમાં સુધારો થવા લાગ્યો અને રોગપ્રતિકારક શક્તિ પણ વધવા લાગી. તેમના હાથ અને પગના જકડાઈ ગયેલા તમામ સાંધા ઢીલા પડવા લાગ્યા અને હલનચલન થવા લાગ્યું. જ્ઞાનતંતુઓ ફરીથી કામ કરતાં થયા અને સમગ્ર શરીરમાં સ્નાયુઓ બનવા લાગ્યા. ધીમેધીમે તેઓ ખભા, હાથ, ઘુંટણ અને શરીરના અન્ય ભાગોમાં હલનચલન કરવા લાગ્યા.

કોઈ પણ રોગમાં મોટર ન્યૂરોનનું નિદાન થયું હોય અને શરીરમાં નબળાઈ આવવાનું શરૂ થયું હોય તો તેવા લોકોએ શરીરને ઘસાતું અટકાવવા માટે પળનોય વિલંબ કર્યા વિના સત્વરે સ્વમૂત્ર પ્રયોગની ઉપચાર પદ્ધતિ અપનાવવી જોઈએ.

5. લકવો (પૅરૅલિસિસ):- શ્રી કુપ્પાસ્વામી (પુ. 75 વર્ષ)ને લકવો થયો અને તેમને હૉસ્પિટલમાં દાખલ કરાયા. કેટલાંક તબીબી પરીક્ષણ (ટેસ્ટ) અને નિદાન બાદ 30 દિવસ પછી તેમને રજા અપાઈ. પક્ષાઘાતને કારણે તેમના શરીરનો હાથ અને પગ સહિતનો જમણો ભાગ જકડાઈ ગયો અને કામ કરતું બંધ થઈ ગયું. તેઓ જમણો હાથ કે પગ હલાવી પણ નહોતા શકતા. થોડાં ડગલાં ચાલીને તેમને 2 માણસના ટેકાની જરૂર પડતી અને તે છતાં તેઓ જમણો પગ માત્ર ઘસડી શકતા, ઉપાડી નહોતા શકતા. એ સમય દરમિયાન તેમણે બોલવાની શક્તિ પણ ગુમાવી અને તેઓ એક શબ્દ પણ બોલી નહોતા શકતા. બોલી ન શકતા હોવાથી તેઓ માત્ર અવાજ કાઢી શકતા હતા, જે કોઈ સમજી શકતું નહોતું.

સ્વ. શ્રી કુપ્પાસ્વામીએ સ્વમૂત્ર પ્રયોગની ઉપચાર પદ્ધતિ અપનાવી અને 75 દિવસમાં જ તેમના શરીરનો અકડાઈ ગયેલો જમણો ભાગ ઢીલો પડવા લાગ્યો અને કામ કરતો થયો. તેઓ થોડા અંતર સુધી જમણો પગ ઊંચો કરી શકવા સમર્થ થયા અને એક માણસના હળવા ટેકાથી થોડાં ડગલાં ચાલવા લાગ્યા. શરીરના પાછળના ભાગમાં પણ તેઓ જમણો પગ ઊંચોનીચે કરવા લાગ્યા. તેમના સમગ્ર શરીરના સ્નાયુઓ ઢીલા પડ્યા અને તેઓ હળવાશ, શક્તિ અને સરળતા અનુભવવા લાગ્યા.

તેઓ થોડા થોડા શબ્દો પણ બોલવા લાગ્યા અને પહેલાં ઘોઘરો અવાજ હતો, તે હવે સ્પષ્ટ થયો. તેમના માથાના વચ્ચેના ભાગમાં ટાલ પડવા લાગી હતી, ત્યાં હવે વાળ આવવાનું પણ શરૂ થયું. તેમનો વાન પણ ઊજળો થયો અને પહેલાં કરતાં વધુ યુવાન લાગવા લાગ્યા.

6. વાળ ઊતરવા (હૅર લોસ):- શ્રીમતી આશા રાની (સ્ત્રી 40 વર્ષ)એ મોબાઇલ ફોનથી મારો સંપર્ક કર્યો અને રોજ વાળ ખરે છે અને ડૉક્ટર્સની સલાહથી જાતજાતની દવાઓ કરી પરંતુ કોઈ જ ફેર પડતો ન હોવાનું કહ્યું. "સ્વમૂત્ર પ્રયોગ" ઉપચાર પદ્ધતિથી કોઈ લાભ થશે, તેવી પૃચ્છા કરી. મારી સલાહથી તેમણે સવારે સ્વમૂત્ર પીવાનું શરૂ કર્યું અને રાત્રે માથામાં વધારાના સ્વમૂત્રનો વેટ પૅક લગાવી, સવારે માથું ધોવાનું શરૂ કર્યું. તેમના આશ્ચર્ય વચ્ચે 30 દિવસના સમયગાળામાં જ તેમના વાળ ખરવાનું બંધ થયું અને વાળ લાંબા થવા લાગ્યા.

7. શ્રી વિનોદ (પુ. 15 વર્ષ)ને ઘૂંટણનો અસહ્ય દુખાવો, જમણા પગના ઘૂંટણના સાંધામાં સોજો હતો અને તેમને ચાલવામાં પણ તકલીફ પડતી હતી. તેમનો બાયોપ્સી ટેસ્ટ કરાવ્યો હતો અને અન્ય તમામ પ્રકારનાં પરીક્ષણો કરાવ્યાં હતાં પણ ડૉક્ટરો નિદાન કરી શકતા નહોતા. તેમણે 45 દિવસ સુધી સ્વમૂત્ર પ્રયોગની ઉપચાર પદ્ધતિ અપનાવી, ત્યાર પછીથી તેમનો ઘૂંટણનો દુખાવો અને સોજો દૂર થઈ ગયા અને ચાલવા સક્ષમ બન્યા.

8. દમ (અસ્થમા):- શ્રી પ્રસાદ (પુ. 52 વર્ષ) 35 વર્ષથી દમના રોગના દર્દી હતા (તેમના 17 વર્ષની ઉંમરે દમની અસર થઈ હતી). તેમને કાયમી શરદી હતી અને નાકમાંથી પાણી નીકળતું હતું. તેમને લગભગ રોજ શ્વાસોચ્છ્વસાની સમસ્યા રહેતી. તેમણે રોજ સવારે માત્ર 200 ml સ્વમૂત્ર પીવાનું શરૂ કર્યું. 4 મહિનાના સમયગાળામાં તેમનો દમનો રોગ 70 % જેટલો ઘટી ગયો અને શરદી તથા શ્વાસોચ્છ્વાસની સમસ્યાથી મુક્તિ મળી.

9. ઘૂંટણની સમસ્યા (ની પ્રોબ્લેમ):- શ્રીમતી જયાલક્ષ્મી (સ્ત્રી 58 વર્ષ)ને હૃદયનું ઓપરેશન કરાવ્યું હતું અને ત્યાર પછીથી તેમને ચાલવામાં તકલીફ પડવા લાગી અને સીડી પણ ચડી શકતાં નહોતાં. મારી સલાહથી તેમણે રોજ શરીર પર સ્વમૂત્રની માલીશ કરવાનું અને હળવો ખોરાક (લાઇટ ડાયેટ) લેવાનું શરૂ કર્યું. 2 મહિનાના સમયગાળામાં તેમણે યોગ્ય રીતે ચાલવાનું શરૂ કર્યું અને કોઈ પણ તકલીફ કે મુશ્કેલી વિના સીડી પણ ચડતાં થયાં.

10. અલ્સર:- શ્રીમતી વીણા (સ્ત્રી 30 વર્ષ)ને 3 વર્ષથી જમણા પગમાં એટલે કે, તળિયામાં ઘા હતો. જમણા પગની સંવેદના ઘટવા લાગી. તેઓને NIMHANS અને અન્ય હૉસ્પિટલમાં 3 વાર દાખલ કરવા પડ્યાં. તેમને ટીથર્ડ કોર્ડના L5-S1માં ખામી હોવાનું નિદાન થયું. 3 વર્ષથી હૉસ્પિટલમાં દાખલ થવા છતાં અને ડૉક્ટર્સના કન્સલ્ટિંગ છતાં તેમને રાહત મળતી નહોતી અને ચાલવામાં તકલીફ પડતી હતી.

મારી સલાહથી શ્રીમતી વીણાએ નવેમ્બર, 2006માં સ્વમૂત્ર પ્રયોગની ઉપચાર પદ્ધતિ અપનાવી.

સ્વમૂત્ર પીવા ઉપરાંત તેમણે જમણા પગમાં વધારાના સ્વમૂત્રના વેટ પૅકથી મસાજ કરવાનું પણ શરૂ કર્યું. ધીમેધીમે ઘા રૂઝાવા લાગ્યો અને 60 દિવસ (2 મહિના)ના સમયગાળામાં તેમનો ઘા એટલે કે “અલ્સર” સંપૂર્ણપણે મટી ગયો અને તેમના જમણા પગમાં ફરીથી સંવેદના આવી ગઈ. તેમણે દુખાવાથી અને અન્ય સમસ્યાઓથી મુક્તિ મેળવી. તેઓ યોગ્ય રીતે ચાલતાં થયાં અને સ્વસ્થ જીવન જીવવા લાગ્યાં.

11. **HIV/AIDS:-** શ્રી રવિ કુમાર (પુ. 34 વર્ષ)ને વર્ષ 2004માં HIV/AIDS થયાનું નિદાન થયું હતું. તેમની ચામડી પર અસંખ્ય કાળાં ટપકાં થઈ ગયાં હતાં અને કેટલીક ચામડી બળી ગઈ હોય એવી થઈ ગઈ હતી. તેમના શરીર પરના તમામ વાળ ખરી પડ્યા હતા અને માથામાં ખોડો (ડેન્ડરફ) થયો હતો. તેઓ નબળાઈ, જડતા જેવી અનેક સમસ્યાથી પીડાતા હતા અને શરીરમાંથી શક્તિ હણાઈ ગઈ હતી. તેઓ રોજિંદી ક્રિયાઓ કરવા અસમર્થ હતા અને નિયમિત રીતે ઑફિસ પણ જઈ શકતા નહોતા. તેમનું સ્વાસ્થ્ય દિવસે ને દિવસે કથળતું જતું હતું.

તેમના CD4 કાઉન્ટ ઘટીને 250 સેલ્સ થયા હતા.

મારી સલાહથી શ્રી રવિ કુમારે માર્ચ, 2009માં સ્વમૂત્ર પ્રયોગની ઉપચાર પદ્ધતિ શરૂ કરી. માત્ર 10 દિવસના સમયગાળામાં જ તેમના કથળેલી તબિયતમાં સુધારો આવ્યો અને શારીરિક સ્વાસ્થ્ય સુધરવા લાગ્યું. સ્વમૂત્ર પ્રયોગની ઉપચાર પદ્ધતિ અપનાવ્યા પછી તેમણે એક પણ ટૅબ્લેટ લીધી નહોતી. ચામડી પરનાં કાળાં ટપકાં અને બળી ગયેલી લાગતી ચામડી દૂર થઈ. નવી ચામડી બનવા લાગી અને શરીરનો વાન ચોખ્ખો અને સુંવાળો થયો. તેમની ચામડી પર નવા વાળ ઊગવા લાગ્યા. માથામાં થયેલો ખોડો પણ દૂર થયો અને કોઈ સમસ્યા ન થઈ.

ફેબ્રુઆરી, 2010માં તેમના CD-4 કાઉન્ટ 250 સેલ્સથી વધીને 663 સેલ્સ થયા. ત્યાર પછી તેમને કોઈ પરીક્ષણ કરાવવા ન પડ્યાં. તેમની રોગપ્રતિકારક શક્તિ વધવા લાગી અને તેઓ શક્તિવર્ધક અને સ્વસ્થતા અનુભવવા લાગ્યા અને કોઈ પણ સમસ્યા વિના બધાં કામ કરવા લાગ્યા.

12. **મસ્ક્યુલર ડિસ્ટ્રોફી:-** શ્રી અભિષેક (પુ.) 11 વર્ષીય બાળકને મસ્ક્યુલર ડિસ્ટ્રોફી અને વિકલાંગતાની બીમારી હતી. તેઓ ડૉક્ટરની સલાહથી 5 વર્ષથી એકાંતરે દિવસે "સ્ટીરોઇડ્સ"ની 50 mg ટૅબ્લેટ લેતા હતા. આમ છતાં તેમના સ્નાયુઓ દિવસે ને દિવસે અશક્ત થઈ રહ્યા હતા. તેમને ચાલવામાં મુશ્કેલી પડતી હતી, સીડી પણ નહોતા ચઢી શકતા અને સ્નાયુઓની નબળાઈને કારણે ઘણી વાર પડી

જતા. તેમને ખુરશીમાંથી ઊભા થવા અને ઊભા રહેવા માટે બે માણસનો ટેકો લેવો પડતો.

શ્રી અભિષેકે સ્વમૂત્ર પ્રયોગની ઉપચાર પદ્ધતિ શરૂ કરી અને માત્ર 30 દિવસના ટૂંકા સમયગાળામાં તેમને શરીરમાં શક્તિનો સંચાર થયો હોવાની અનુભૂતિ થઈ. તેમણે દર અઠવાડિયે "સ્ટીરોઈડ્સ"ની માત્રા ઘટાડી અને એકાંતરે દિવસે માત્ર 15 mg ટૅબ્લેટ લેવા લાગ્યા. તેમના નબળા સ્નાયુઓ ફરીથી સશક્ત બનવા લાગ્યા અને શરીરમાં ફરીથી ચુસ્તી-સ્ફૂર્તિ આવવા લાગી. તેઓ કોઈની મદદ લીધા વિના પોતાના બળે જ ખુરશી પરથી ઊભા થવા લાગ્યા. તેઓ પહેલાં કરતાં વધુ સારી રીતે ચાલતા થયા અને ચાલતી વખતે એક પણ વાર પડ્યા નહોતા. તેમણે 45 દિવસ સુધી સ્વમૂત્ર પ્રયોગની ઉપચાર પદ્ધતિ ચાલુ રાખી. 45 દિવસ પછી તેમણે સારવાર બંધ કરી અને તેઓ ફરીથી સ્કૂલે જવા લાગ્યા.

13. નેફ્રોટિક સિન્ડ્રોમ:- મા. રક્ષિથ (પુ.) 9 વર્ષીય બાળકને દોઢ (1½) વર્ષની ઉંમરે જ "સ્ટીરોઇડ્સ ડીપેન્ડેન્ટ નેફ્રોટિક સિન્ડ્રોમ" (કિડની પ્રોબ્લેમ)નું નિદાન થયું હતું. તેમને પેશાબ વાટે પ્રોટિન બહાર નીકળી જતું હતું. ડૉક્ટર્સની સલાહથી તેઓ રોજ સ્ટીરોઇડ્સની 30 mgથી 5 mg સુધીની ટૅબ્લેટ લેતા હતા. આમ છતાં તેમને અવારનવાર માથાનો દુખાવો, પેટદર્દ અને શરીરનો દુખાવો રહેતો હતો. તેમને ચહેરા પર, પેટ પર, પગમાં અને શરીરના અન્ય ભાગોમાં સોજો રહેતો હતો. તેમને અતિશય કફ રહેતો હતો અને ગળામાં સસણી પણ બોલતી હતી. તેઓ સ્ફૂર્તિથી જીવી નહોતા શકતા અને અન્ય બાળકોની જેમ રમી પણ નહોતા શકતા.

મા. રક્ષિથે ડિસેમ્બર, 2008માં સ્વમૂત્ર પ્રયોગની ઉપચાર પદ્ધતિ અપનાવી. આ ઉપચાર પદ્ધતિ શરૂ કર્યા પછીથી તેમણે ધીમેધીમે સ્ટીરોઇડ્સની ટૅબ્લેટ ઘટાડીને બંધ કરી. માત્ર 10 દિવસમાં જ તેમનો અતિશય કફ અને ગળામાં સસણી બોલવાનું સંપૂર્ણપણે બંધ થઈ ગયું અને તેમની તબિયતમાં દિવસે ને દિવસે સુધારો થવા લાગ્યો. તેમને દરેક પ્રકારના દુખાવામાંથી મુક્તિ મળી અને શરીરના કોઈ પણ ભાગમાં સોજો આવવાનું પણ બંધ થયું. તેઓ સ્વસ્થ થયા

અને તેમણે સ્કૂલે જવાનું શરૂ કર્યું અને અન્ય બાળકો સાથે રમવા લાગ્યા, જે પહેલાં નહોતા કરી શકતા. તેમણે 3 મહિના સુધી આ ઉપચાર પદ્ધતિ ચાલુ રાખી. 3 મહિના પછી તેમણે સ્કૂલેથી આવ્યા પછી 1 લિટર સ્વમૂત્ર પીવાનું ચાલુ રાખ્યું. તેનાથી તેઓ બુદ્ધિશાળી, ખૂબ જ સક્રિય, ઊર્જાવાન થયા અને સ્વસ્થ જીવન જીવવા લાગ્યા. તેમને હવે કોઈ બીમારી નહોતી. ‘‘સ્ટીરોઇડ્સ’’ની ટૅબ્લેટ સંપૂર્ણપણે બંધ થઈ ગઈ.

જન્મથી જ લાગુ પડતો ‘‘નેફ્રોટિક સિન્ડ્રોમ’’ રોગ નિયંત્રિત/નષ્ટ થઈ શકે છે.

દર્દીને ‘‘સ્ટીરોઇડ પર નિર્ભર’’ રહેવાની જરૂર પડતી નથી

14. સેરેબ્રલ પાલ્સી, માઇક્રો સેફલી, માનસિક નબળાઈ (મેન્ટલ રીટાર્ડેશન):- બેબી અમૃથા (સ્ત્રી) 9 વર્ષીય બાળકીને જન્મથી જ સેરેબ્રલ પાસ્લી, મેન્ટલ રીડાર્ડેશન, માઇક્રો સેફલી અને જનરલાઇઝ્ડ સીઝર ડિસઑર્ડરનું નિદાન થયું હતું.

તે 9 વર્ષથી નિરાશામાં જીવતાં હતાં અને અનેક સમસ્યાઓથી પીડાતાં હતાં. તેમની કરોડરજ્જુ વળવા લાગી હતી. તેમના બંને હાથ અને પગ વાંકા વળી ગયા હતા અને સાંધા જકડાઈ ગયા હતા. તેઓ સંપૂર્ણપણે વિકલાંગ હતા અને બેસવા, ઊભા રહેવા કે ચાલી શકવા અસમર્થ હતાં. તેઓ હાથ અને પગનું હલનચલન કરી શકતાં નહોતાં. તેઓ ગરદન સીધી રાખી શકતાં નહોતાં અને માથું પણ હલાવી શકતાં નહોતાં. તેઓ કશું પણ બોલી શકતાં નહોતાં અને કોઈની પણ સાથે વાત કરી શકતાં નહોતાં. તેમની આંખ જન્મથી જ ત્રાંસી હતી અને કીકી (આંખના ડોળા) ફેરવવા અસમર્થ હતાં. તેમની કીકી નીચી નમેલી રહેતી અને સ્પષ્ટ જોઈ શકતાં નહોતાં. તેમની આંખ એકદમ સફેદ દેખાતી હતી. તેઓ જોઈ કે સાંભળી શકતાં નહોતાં અને કોઈ પણ રીતે પ્રતિક્રિયા આપી શકતાં નહોતાં. તેઓ મોં ખોલી કે ચાવી શકતાં ન હોવાથી માત્ર પ્રવાહી ખોરાક પર જીવતાં હતાં. તેમને દિવસમાં 20થી વધુ વખત મલ્ટિપલ સ્ટ્રૉંગ સીઝર એટેક્સ આવતા હતા.

બેબી અમૃથાએ જાન્યુઆરી, 2009માં સ્વમૂત્ર પ્રયોગની ઉપચાર પદ્ધતિ શરી કરી અને દિવસે ને દિવસે તેમનું શારીરિક અને માનસિક સ્વાસ્થ્ય સુધરવા લાગ્યું.

તેમની સંપૂર્ણપણે વળી ગયેલી કરોડરજ્જુ ધીમેધીમે સીધી થવા લાગી અને એનો વળાંક નાનો થવા લાગ્યો. તેઓ પહેલાં 2000 mgની **"KAPRA"** ટૅબ્લેટ લેતાં હતાં, જે હવે ધીમેધીમે ઘટીને રોજની 1000 mg ટૅબ્લેટ લેવા લાગ્યા. તેમને આવતા મલ્ટિપલ સીઝર એટેક્સમાં ઘટાડો થવા લાગ્યો અને રોજના માત્ર એક કે બે એટેક્સ જ આવવા લાગ્યા.

તેમની આંખ પણ સામાન્ય થવા લાગી અને તેઓ કીકી ફેરવી શકવા અને કીકીનું હલનચલન કરવા સમર્થ બન્યાં. તેમની ત્રાંસી આંખ પણ સીધી થઈ અને તેમની કીકી દેખાવા લાગી.

તેઓ અવાજ સાંભળવા અને તેની સામે પ્રતિક્રિયા આપવા તથા હાથ ફેરવવા સમર્થ બન્યાં.

તેઓ માતાપિતાને ઓળખવા સમર્થ બન્યાં અને તેમની સામે સ્મિત કરવા લાગ્યાં.

તેમના હાથ અને પગના જકડાઈ ગયેલા સાંધા ઢીલા પડવા લાગ્યા અને હલનચલન કરવા લાગ્યા તથા સક્રિય બન્યા.

તેમના વાંકા વળી ગયેલા હાથ અને પગ સીધા થયા. તેઓ હાથ સીધા રાખવા, ગરદન ફેરવવા અને માતાપિતાની આંગળી પકડવા સમર્થ બન્યાં.

તેમના હાથ, પગ, ચહેરા અને શરીરના અન્ય ભાગોમાં સ્નાયુઓ બનવા લાગ્યા.

તેમના હાથ અને પગમાં શક્તિ આવવા લાગી અને તેમનું વજન પણ વધવા લાગ્યું.

તેઓ ખુરશી પર બેસવા અને થોડા સમય પૂરતા હળવા ટેકાથી ઊભા રહેવા સમર્થ બન્યાં.

તેઓ મોં ખોલીને જડબાં હલાવવા સક્ષમ બન્યાં અને ખોરાક ચાવી શકવા સમર્થ બન્યાં, જે પહેલાં નહોતાં કરી શકતાં.

તેઓ બુદ્ધિશાળી થયાં અને માતાપિતાને અવાજ કરીને બોલાવવા કે તેમને કાંઈ જોઈતું હોય કે પેશાબ કરવા જવું હોય ત્યારે ઊંચા અવાજે રડવા પણ સક્ષમ બન્યાં.

તેઓ અવાજ કરીને અને માતા સાથે બોલવાનો પ્રયત્ન કરવા લાગ્યાં.

તબીબો તેમને સામાન્ય સ્થિતિમાં લાવવા અને દવાઓથી તેમને આતા મલ્ટિપલ સીઝર્સ એડેક્સ રોકવામાં પણ અસમર્થ હતા.

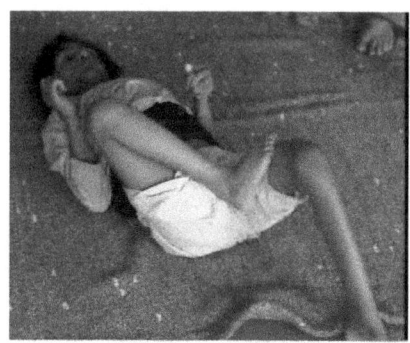 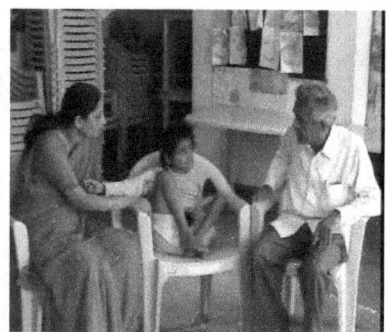

સારવાર પહેલાં

બેબી અમૃથા તેમની હતાશ સ્થિતિમાંથી બહાર આવી શક્યાં, સ્વસ્થ થઈ શક્યાં અને તેમના માનસિક અને શારીરિક સ્વાસ્થ્યમાં નોંધપાત્ર સુધારો જોવા મળ્યો. હવે, માતાપિતા તેમના બાળકનું સક્રિય જીવન માણી રહ્યાં છે.

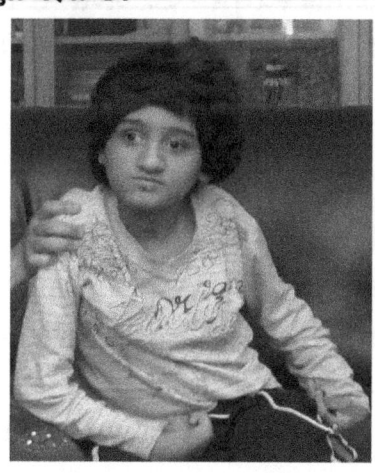 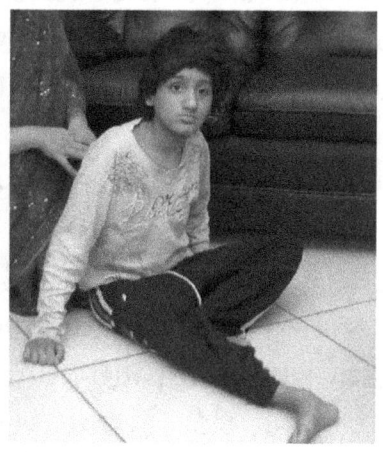

સારવાર પછી

15. મોડરેટ મેન્ટલ રીટાર્ડેશન વિથ સેરેબ્રલ પાલ્સી:- મા. જગન (પુ.) 10 વર્ષીય બાળકને વર્ષ 2005માં NIMHANS હૉસ્પિટલમાં દાખલ કરવામાં આવ્યો હતો. તેને જન્મથી જ મોડરેટ મેન્ટલ રીટાર્જેશન વિથ સેરેબ્રલ પાલ્સી હોવાનું નિદાન કરાયું હતું. તેઓ બેસી શકવા, ઊભા રહેવા, ચાલવા કે હાથ-પગ હલાવી શકવા અસમર્થ હતા અને તેમના શરીરના તમામ સાંધા જકડાઈ ગયા હતા. તેઓ બોલી શકવા, ગરદન સીધી રાખવા કે માથું હલાવી શકવા પણ

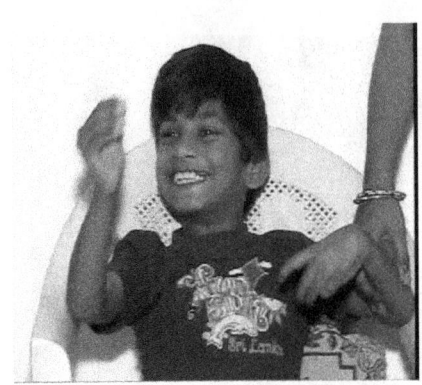

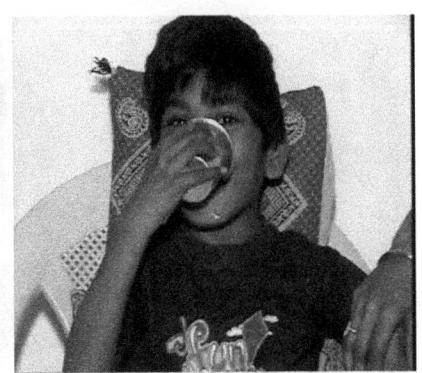

અસમર્થ હતા. તેઓ કીકી હલાવી શકવા સમર્થ નહોતા અને કોઈને પણ ઓળખી શકતા નહોતા.

45 દિવસની સારવાર પછી

મા. જગને સપ્ટેમ્બર, 2008માં સ્વમૂત્ર પ્રયોગની ઉપચાર પદ્ધતિ અપનાવી અને 45 દિવસના સમયગાળામાં જ તેમના સ્વાસ્થ્યમાં નોંધપાત્ર સુધારો જોવા મળ્યો.

તેઓ જન્મનાં 10 વર્ષ પછી પહેલી વાર થોડા શબ્દો બોલ્યા. તેમના શરીરના જકડાઈ ગયેલા તમામ સાંધા ઢીલા પડ્યા અને હલનચલન કરવા લાગ્યા તથા સક્રિય બન્યા.

તેઓ ગરદન સીધી રાખવા સક્ષમ બન્યા, અવાજ સામે પ્રતિક્રિયા આપવા તથા માથું હલાવવા પણ સક્ષમ બન્યા.

તેઓ કીકી ફેરવવા અને માતાપિતાને ઓળખવા સક્ષમ બન્યા.

તેઓ ગ્લાસ પકડવા અને પોતાની મેળે પાણી પીવા સક્ષમ બન્યા.

તેમણે 4 મહિના સુધી સારવાર ચાલુ રાખી. હવે, તેઓ ખૂબ જ સક્રિય, ખૂબ જ બુદ્ધિશાળી અને સ્પષ્ટ ઉચ્ચાર સાથે બોલવા સમર્થ બન્યા. તેઓ જાતે રિમોટ કન્ટ્રોલ પકડવા અને ટીવી જોવા અને સ્વસ્થ તથા આનંદિત જીવન જીવવા સક્ષમ બન્યા.

સ્વમૂત્ર પ્રયોગ જન્મથી લાગુ પડેલી તમામ પ્રકારની બીમારીઓને નિયંત્રિત અને દૂર કરી શકે છે.

તે યાદશક્તિ, બુદ્ધિક્ષમતા અને માનસિક વિકાસ કરી શકે છે.

તેનાથી બોલવાની ક્ષમતા પાછી આવી શકે છે અને સાંભળવાની સમસ્યા દૂર થઈ શકે છે.

16. સેરેબ્રલ પાલ્સી વિથ એક્સટેન્સિવ લ્યુકો-ડિસ્ટ્રોફી:- શ્રી અંશુલથ (પુ.) 13 વર્ષીય બાળકને સેરેબ્રલ પાલ્સી, વ્હાઇટ મેટર, એક્સટેન્સિવ ક્યૂકો-ડિસ્ટ્રોફી, એલેક્ઝેન્ડર ડિસીસ અને જનરલાઇઝ્ડ બાઇલેટરલ સેન્ટ્રલ સીઝર્સ બીમારીનું નિદાન થયું હતું. તેમની કરોડરજ્જુ વળવા લાગી હતી અને તેમને બેસવામાં, ઊભા રહેવામાં, ચાલવામાં તથા હાથ, પગ હલાવવામાં તકલીફ પડતી હતી અને તેમના સાંધા ખૂબ જ જકડાઈ ગયા હતા. તેઓ બોલી શકવામાં પણ અસમર્થ હતા અને તેઓ ગળું સીધું રાખી શકતા નહોતા અને માથું હલાવી શકતા નહોતા. તેઓ કીકી પણ હલાવી શકતા નહોતા અને કોઈને ઓળખતા પણ નહોતા. તેમના ચહેરાની સરખામણીમાં તેમનું માથું ભારે અને મોટું હતું. તેમના બંને હાથ અને પગ વળી ગયેલા હતા.

તેમનાં માતાપિતા કન્સલ્ટિંગ માટે તેમને **NIMHANS** અને અન્ય હૉસ્પિટલમાં લઈ ગયા હતા. તેમની તબિયત દિવસે ને દિવસે કથળી રહી છે અને તેમની માટે કોઈ જ દવા ન હોવાનો **NIMHANS**માં ડૉક્ટર્સે મત આપ્યો.

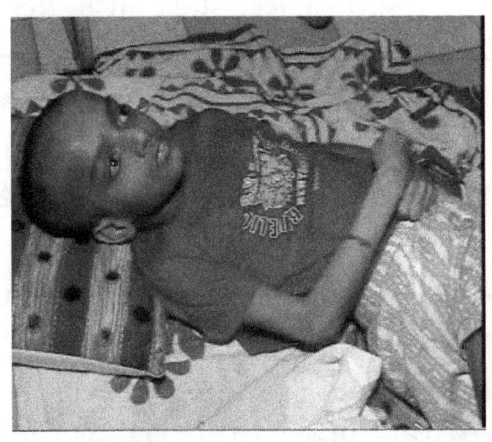

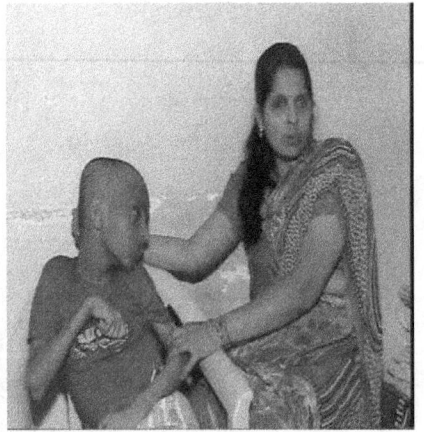

સારવાર પહેલાં શ્રી અંશુલથે જાન્યુઆરી, 2009માં સ્વમૂત્ર પ્રયોગની ઉપચાર પદ્ધતિ શરૂ કરી અને ધીમેધીમે તેમના સ્વાસ્થ્યમાં સુધારો થવા લાગ્યો.

તેમના મોટા અને ભારે લાગતા માથાનું કદ થોડું ઘટ્યું અને તેમના શરીરનાં અંગો પણ સારાં થવા લાગ્યાં.

તેઓ કીકી ફેરવવા લાગ્યા, અવાજ સામે પ્રતિક્રિયા આપવા લાગ્યા અને માથું ફેરવવા લાગ્યા.

તેમના ચહેરા, હાથ, પગ અને શરીરના અન્ય ભાગોમાં સ્નાયુઓ બનવા લાગ્યા. તેમના હાથ અને પગના જકડાઈ ગયેલા તમામ સાંધા ઢીલા પડ્યા અને હલનચલન કરતા થયા.

તેમના વાંકા વળી ગયેલા હાથ અને પગ થોડા સીધા થવા લાગ્યા.

તેઓ થોડા સમય સુધી હાથ અને પગ સીધા રાખવા લાગ્યા.

આ સુધારો 4 મહિનાના સમયગાળામાં આવ્યો હતો. માતાપિતાએ અણધાર્યાં કારણોસર આ સારવાર ચાલુ રાખી નહોતી.

17. "ALS" એક્યુટ લુમ્બર સ્પોન્ડલાઇસિસ, C4-5થી C6-7 વચ્ચે ડિસ્ક-ઓસ્ટિઓફિટિક કોમ્પ્લેક્સિસ અને ડિફ્યૂસ ડિસ્ક ડીહાઇડ્રેશનઃ- શ્રી કૃષ્ણ મૂર્થિ (પુ. 39 વર્ષ)ને "ALS" એક્યુટ લુમ્બર સ્પોન્ડલાઇસિસ, C4-5થી C6-7 વચ્ચે ડિસ્ક-ઓસ્ટિઓફિટિક કોમ્પ્લેક્સિસ અને ડિફ્યૂસ ડિસ્ક ડીહાઇડ્રેશનની બીમારીનું નિદાન થયું

હતું. તેઓ મધુપ્રમેહ (ડાયાબિટીસ)ના દર્દી હતી. જુલાઈ, 2008માં પ્રથમ વાર તેમને જમણા હાથનાં આંગળાંમાં નબળાઈ આવી ગઈ હોય અને સૂન પડી ગયા તેવી ખબર પડી. ત્યાર પછી તેમની તબિયત દિવસે ને દિવસે કથળવા લાગી. ધીમેધીમે તેમના જમણા હાથ, જમણા પગ, ડાબા હાથ અને ડાબા પગમાં અસર વર્તાવા લાગી. તેમનો ડાબો પગ નબળો પડી ગયો અને તેમાં હલનચલન બંધ થઈ ગયું. તેમના તમામ સાંધા અને સ્નાયુઓ નબળા અને અક્કડ થવા લાગ્યા અને કામ કરતા બંધ થઈ ગયા. તેમને પેટ, હાથ, પગ, પીઠ અને શરીરના અન્ય ભાગોમાં દુખાવો થવા લાગ્યો. તેમના બંને હાથ અને પગમાં સોજો થવા લાગ્યો અને રોજેરોજ તેમના વાળ ખરવા લાગ્યા. 2 વર્ષના સમયગાળામાં આ રોગને કારણે તેમને મલ્ટિપલ ઓર્ગન ફેલ્યોર થવા લાગ્યું. તેમની બોલવાની શક્તિ નબળી પડવા લાગી અને તેઓ યોગ્ય રીતે બોલવા અસક્ષમ થવા લાગ્યા. તેઓ સંપૂર્ણપણે પરાધીન થઈ ગયા. ઊભા રહેવા, પોતાની રીતે ચાલવા અને હાથ-પગ સીધા રાખવા કે વાળવા અસમર્થ બન્યા. NIMHANS અને અન્ય હૉસ્પિટલના તબીબોએ આ રોગને અટકાવવા કે મટાડવા માટે કોઈ જ સારવાર ન હોવાનું અને તબિયત કથળતી અટકાવવા તેઓ સક્ષમ નથી, તેવું કહ્યું. તેમને કોઈ પણ રીતે બીમારીથી રાહત મળતી નહોતી અને તેમનું સ્વાસ્થ્ય દિવસેદિવસે કથળતું જતું હતું.

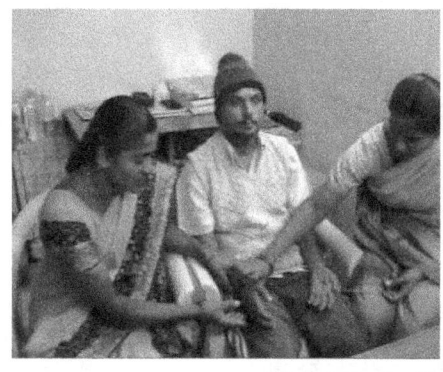

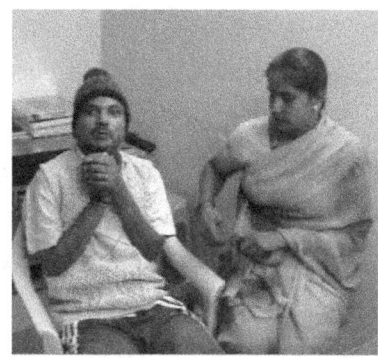

સારવારના 12 દિવસ પછી

શ્રી કૃષ્ણ મૂર્થિ એ જુલાઈ, 2010માં સ્વમૂત્ર પ્રયોગની ઉપચાર પદ્ધતિ શરૂ કરી.તેમણે તમામ દવાઓ લેવાનું બંધ કર્યું. માત્ર 12 દિવસના ટૂંકા ગાળામાં જ તેમની તબિયત કથળવાનું સંપૂર્ણપણે બંધ થયું અને સ્વાસ્થ્યમાં નોંધપાત્ર સુધારો થવા લાગ્યો. તેમના હાથ અને પગમાં સોજા આવવાનું બંધ થયું અને માથાના વાળ ખરતાં બંધ થયા. તેમને પેટ, પીઠ, પગ અને શરીરના અન્ય ભાગોમાં થતા દુખાવામાંથી મુક્તિ મળી. તેમના સાંધા અને સ્નાયુઓ ઢીલા પડવા લાગ્યા, સક્રિય બન્યા અને હલનચલન કરવા લાગ્યા. તેઓ બંને હાથ ઊંચા કરવા અને ચહેરાને સ્પર્શ કરવા સક્ષમ બન્યા, જે પહેલાં શક્ય નહોતું. તેઓ 2 વ્યક્તિના હળવા ટેકાથી બેસવા અને ચાલવા સક્ષમ બન્યા. તેમની બોલવાની શક્તિ પણ સુધરવા લાગી અને પહેલાં કરવાં વધુ સારી રીતે બોલવા લાગ્યા. 3 મહિનામાં શ્રી કૃષ્ણ મૂર્થિની તબિયતમાં દિવસેદિવસે સુધારો થવા લાગ્યો. તેઓ સરળતાથી સીધા બેસવા લાગ્યા. સારવાર પહેલાં તેમના ખભા આગળની તરફ વળી ગયા હતા.

તેઓ શરીરમાં ફરીથી ઊર્જા અને શક્તિ અનુભવવા લાગ્યા અને તેમને સારું લાગવા લાગ્યું. પહેલાં તેમને શરીરમાં ધ્રૂજારી થતી હતી, તે હવે સંપૂર્ણપણે બંધ થઈ ગઈ. તેમના સાંધા વધુ ઢીલા અને હલનચલન કરતા થયા. તેઓ સરળતાથી તેમના હાથ ઊંચા કરવા સક્ષમ બન્યા. તેઓ લાકડીની મદદથી પોતાની જાતે ચાલવા સક્ષમ બન્યા. તેમની બોલવાની શક્તિ સુધરવા લાગી અને સ્પષ્ટ રીતે બોલવા લાગ્યા.

ડાયાબિટીસ:- તેઓ 8 વર્ષથી ડાયાબિટીસના પણ દર્દી હતી. તેઓ રોજની 2 ટૅબ્લેટ લેતા હતા અને તેમનું બ્લડ શુગર અનિયંત્રિત એટલે કે 200mg/dl જેટલું હતું. સ્વમૂત્ર પ્રયોગની ઉપચાર પદ્ધતિ શરૂ કર્યા પછી તેમના ફાસ્ટિંગ (જમ્યા પહેલાંનું) શુગર લેવલનું રોજેરોજ નિરીક્ષણ કરવામાં આવતું હતું. તેમનું ફાસ્ટિંગ બ્લડ શુગર 80mg/dl અને તેનાથી ઓછું થયું અને ½ ટૅબ્લેટ ઓછી થઈ. એ જ રીતે ધીમેધીમે ટૅબ્લેટ ઘટીને બંધ થઈ. 2 મહિનામાં જ કોઈ પણ દવા લીધા વિના તેમનું ફાસ્ટિંગ સુગર લેવલ સામાન્ય

થયું. 2 મહિના પછી તેમણે દવા લેવાનું બંધ કર્યું અને તેમનું બ્લડ સુગર સામાન્ય રહ્યું. તેમનું ક્ષતિગ્રસ્ત થયેલું સ્વાદુપિંડ (પેન્ક્રિયાસ) ફરીથી સ્વસ્થ થયું અને 8 વર્ષથી થયેલો ડાયાબિટીસનો રોગ જડમૂળથી દૂર થયો.તેમણે 3 મહિના પછી અણધાર્યાં કારણોસર સારવાર બંધ કરી દીધી અને વતન જતા રહ્યા.

18. ક્રોનિક કિડની ફેલ્યોર:- ડૉ. જયશ્રી (સ્ત્રી 47 વર્ષ)ને ક્રોનિક કિડની ફેલ્યોરનું નિદાન થયું હતું. તેમને 4 વર્ષથી અઠવાડિયામાં 3 વાર ડાયાલિસીસની સારવાર કરાવવી પડતી હતી. તેમણે ડાયાલિસીસના 458 રાઉન્ડ પૂરાં કર્યાં હતાં. ડાયાલિસીસ પછી તેમને નબળાઈ અને થાક લાગતા હતા. ડૉ. જયશ્રીએ સપ્ટેમ્બર, 2010માં સ્વમૂત્ર પ્રયોગની ઉપચાર પદ્ધતિ શરૂ કરી. શરૂઆતમાં તેઓ આખા દિવસમાં માત્ર 30 ml પેશાબ કરી શકતાં હતાં, પરંતુ ધીરેધીરે તેમાં વધારો થવા લાગ્યો અને 30 દિવસના સમયગાળામાં તેઓ 120ml પેશાબ કરવા સક્ષમ બન્યાં, જે તેમણે પીવાનું શરૂ કર્યું. ઓછો પેશાબ આવતો ત્યારે તેમણે સ્વમૂત્ર સાથે ગૌમૂત્ર ભેળવીને શરીરને મસાજ કરતાં હતાં. 30 દિવસ પછી તેમની કિડની ફરીથી સ્વસ્થ થવા લાગી અને કામ કરતી થઈ. તેઓ અઠવાડિયામાં 3 વારને બદલે 2 વાર ડાયાલિસીસ કરાવવા લાગ્યા. ડાયાલિસીસ પછી પણ તેમને નબળાઈ અને થાકનો અનુભવ નહોતો થતો. તેમણે ફરીથી જોમ મેળવ્યું અને પહેલાં કરતાં ઊર્જાવાન, સ્વસ્થતાનો અનુભવ કરવા લાગ્યાં. તેમણે સારવાર બંધ કરી અને 2 મહિના પછી આધ્યાત્મિક કાર્યક્રમમાં હાજરી આપવા તેમણે સ્થળ છોડ્યું.

ડાયાબિટીસ:- તેઓ 20 વર્ષથી ડાયાબિટીસના દર્દી પણ હતાં.

તેઓ રોજ ઇંજેક્શનના 54 યુનિટ લેતાં હતાં. (32 યુનિટ સવારે અને 22 રાત્રે)

30 દિવસના સમયમાં ઇંજેક્શનનું પ્રમાણ ઘટ્યું અને તેઓ માત્ર સવારે 30 યુનિટ લેતા હતા અને તેમનું બ્લડ સુગર સામાન્ય થવા લાગ્યું.

19. વંધ્યત્વ (ઇનફર્ટિલિટી):- શ્રીમતી નલિનાક્ષી (સ્ત્રી 36 વર્ષ) અને શ્રી રમેશ (પુ. 38 વર્ષ)નાં વર્ષ 2004માં લગ્ન થયાં હતાં. શ્રીમતી નલિનાક્ષી 6 વર્ષથી ગર્ભ ધારણ કરી શક્યાં નહોતાં. પતિ-પત્નીએ ગાયનેકોલોજિસ્ટને કન્સલ્ટ કર્યા અને ગુણશીલા આઇવીએફ સેન્ટરમાં ડૉક્ટર્સની મુલાકાત લીધી અને વિવિધ ઇન્ફર્ટિલિટી નિષ્ણાતોને કન્સલ્ટ કર્યા. તેઓ તબીબી પરીક્ષણો, સ્કેનિંગ, એક્સ-રે કરાવ્યાં અને તમામ જરૂરી પ્રક્રિયા પૂરી કરી. તેમાં "પ્રાઇમરી ઇનફર્ટિલિટી"નું નિદાન થયું.

શ્રી રમેશનો "સીમેન એનાલિસીસ" રિપોર્ટમાં તેમના સ્પર્મ કાઉન્ટ ઓછા હોવાનું અને શુક્રાણુઓની ગતિ ઓછી હોવાનું નિદાન થયું. શ્રીમતી નલિનાક્ષીને થાયરોડની સમસ્યા હોવાનું નિદાન થયું. તેઓ પ્રીમેન્સ્ટ્રુઅલ સિન્ડ્રોમ "P M S"થી પીડાતા હોવાનું પણ નિદાન થયું. તેમને 20થી 22 દિવસમાં અનિયમિત માસિક સ્રાવ થતો હતો. માસિક સ્રાવ દરમિયાન તેમને અતિશય સ્રાવ થતો હતો, પેટમાં દુખાવો રહેતો હતો અને અગવડતા પડતી હતી. તેઓ "P M S"ની સમસ્યા દૂર કરવા અસંખ્ય ગાયનેકોલોજિસ્ટને મળ્યાં પરંતુ કોઈ પણ ડૉક્ટર તેમને આ સમસ્યા દૂર કરવાની સારવાર કરી ન શક્યા. શ્રીમતી નલિનાક્ષીએ IUI "ઇન્ટ્રા યુટ્રિન ઇનસેમિનેશન" થી ગર્ભાધાન કરાવ્યું.. આ પ્રક્રિયામાં સફળ ગર્ભાવસ્થાની તક વધારવાના માટે પુરુષના શુક્રાણુઓને સ્ત્રીના પ્રજનન માર્ગમાં કેન્દ્રિત કરવામાં આવે છે અને સીધા ઇન્જેક્શન આપવામાં આવે છે.
તેમણે નીચેના સ્થળોએ 3 વાર IUI પ્રક્રિયા કરાવી
1) અરુણોદય ક્લિનિક
2) કેમ્બ્રિજ હૉસ્પિટલ
3) જી એમ હેલ્થ કેર.

ત્રણેય વારમાં પરિણામ નેગેટિવ આવ્યું અને તેઓ ગર્ભ ધારણ ન કરી શક્યાં.અંતે ડૉક્ટર્સે તેમને IVF "ઇન વિટ્રો ફર્ટિલાઇઝેશન" દ્વારા ગર્ભાધાન કરાવવાની સલાહ આપી. આ પ્રક્રિયામાં મહિલાનાં ઈંડાંને અંડાશય (ઓવરીઝ)માંથી દૂર કરીને પુરુષના શુક્રાણુઓ સાથે સ્ત્રીના શરીરની બહાર લેબોરેટરીમાં

ફર્ટિલાઇઝ કરવામાં આવે છે. પ્રસૂતિ માટે ફર્ટિલાઇઝ થયેલાં ઈંડાંનો "ગર્ભ" સ્ત્રીના અંડાશયમાં મૂકવામાં આવે છે.

ડૉ. રમેશ હૉસ્પિટલમાં જૂન, 2010માં "IVF"ની પ્રક્રિયા કરવામાં આવી હતી. તેમણે બાળકની અપેક્ષાએ "IVF"ની પ્રક્રિયા કરી હતી પરંતુ તેઓ નિરાશ થયાં. તેનું પરિણામ પણ નેગેટિવ આવ્યું અને તેઓ ગર્ભ ધારણ ન કરી શક્યાં. આ સારવાર માટે તેમણે રૂ. 2 લાખ ખર્ચ્યાં. તેમણે બાળકની ઇચ્છા પૂરી કરવા માટે પૂરતા અને તમામ પ્રયત્નો કર્યા પરંતુ એકમાં પણ તેમને સફળતા ન મળી અને તેઓ ખૂબ જ તણાવમાં આવી ગયાં.

મારી સલાહથી શ્રીમતી નલિનાક્ષી અને શ્રી રમેશે ડિસેમ્બર, 2010માં સ્વમૂત્ર પ્રયોગની ઉપચાર પદ્ધતી શરૂ કરી. બંને રોજિંદા કામમાં અતિશય વ્યસ્ત હતાં અને બંને નોકરી કરતાં હતાં. તેઓએ રાત્રે ઑફિસથી આવીને અને સવારે ઑફિસ જતાં પહેલાં, એમ સ્વમૂત્ર પ્રયોગની ઉપચાર પદ્ધતિ બે ભાગમાં શરૂ કરી.

પ્રિમેન્સ્ટ્રુઅલ સિન્ડ્રોમ:- તેઓ 2 મહિનામાં જ તેમની PMS "પ્રિમેન્સ્ટ્રુઅલ સિન્ડ્રોમ"ની સમસ્યામાંથી મુક્ત થયાં. માસિક સ્રાવની તેમની અનિયમિતતા દૂર થઈ અને કોઈ પણ મુશ્કેલી વિના નિયમિત રીતે એટલે કે 28મા દિવસે માસિક સ્રાવ થવા લાગ્યો.

બે તબક્કાની સારવારના 3 મહિના પછી 19 માર્ચ, 2011એ તેમણે ફરીથી તબીબી પરીક્ષણ કરાવ્યું અને તેમના રિપોર્ટમાં નોંધપાત્ર સુધારો જોવા મળ્યો.

શુક્રાણુઓની ઊણપ અને અલ્પગતિ (લો સ્પર્મ કાઉન્ટ્સ અને લો મોટિલિટી):- શ્રી રમેશના "સ્પર્મ એનાલિસીસ"નો રીપોર્ટ "સામાન્ય" ("નોર્મલ") આવ્યો. તેમના શુક્રાણુઓની ઊણપ અને અલ્પગતિમાં સુધારો આવ્યો અને સક્રિય થયા.

થાઇરોઇડ:- શ્રીમતિ નલિનાક્ષીનો "થાઇરોઇડ્સ"નો રીપોર્ટ પણ T3, T4 અને TSH સામાન્ય સ્તરનો આવ્યો. હિમોગ્લોબિન, HbA1c અને અન્ય પરીક્ષણોનો રીપોર્ટ પણ સામાન્ય આવ્યો.

પ્રમાણ પત્રો

“મૂત્ર-ચિકિત્સા

"અમૃત"

મોંઢાનું /ગાલનું કેન્સર

પ્રિય સાહેબશ્રી

મેં તમારું મૂત્ર-ચિકિત્સાનું પુસ્તક, "સ્વમૂત્ર-ચિકિત્સા", જે હિન્દી-ભાષામાં છે, ઊંડાણપૂર્વક વાંચ્યું છે, મારા કંઠ-સ્થાન ઉપર ઝીણી-ગાંઠ વિકસેલી, જેના કારણે મારો અવાજ તીવ્ર-રીતે અસ્પષ્ટ અને ખોખરો થઇ ગયેલ. મેં આ અમૃત લેવાનું શરૂ કરી દીઘેલ અને ફક્ત 2-મહિનામાં તેનો 100% ઈલાજ થઇ ગયેલ મેં તેને માથા ઉપર લગાવવાનું શરૂ કરી દીધું અને મેં ઝીણાં-વાળ ને ઊગતાં શરુ થયેલ જોયા તાજેતરમાં એક મિસ્ત્રી, જેને હું ઓળખું છું, તેને મૂત્રાશયમાં અને મૂત્ર-પિંડમાં પથરી થયેલી, તેને પણ આ અમૃત પીવાનું શરૂ કર્યું અને 25 દિવસમાં તેના એક્સ-રેમાંથી એક પથ્થર અલોપ થઇ ગયેલ..

હું મારા ઘણા બધા ઓળખીતાઓને આ અમૃત લેવાની સલાહ આપું છું.

મને ભગવાન ઉપર ખુબજ આસ્થા છે.

સાદર

પુલ્કેશી પ્રિયદર્શી

જાન્યુઆરી 20,2014

એચઆઈવી (એઙ્સ)

આભાર જગદીશ

મેં છેલ્લાં 4 મહિનાથી એઆરટી(આર્ટ)લીધી નથી અને હું સ્વસ્થ તથા સારું અનુભવું છું.

મારી પરિસ્થિતિમાં પ્રાર્થનાનાં કારણે ભગવાને કામગીરીમાં દખલ કરી. ખરેખર ભગવાન મહાન છે કે તને આ ચિકિત્સાની બુદ્ધિ આપી છે અને તારે પણ ભગવાનને આભારી થવું જોઈએ કે તને આમાં પ્રેરિત કરીને શાણપણ અને જ્ઞાન આપ્યુ હું પણ આ ચિકિત્સા અંગેનું જ્ઞાન મારાં પ્રિયજનોમાં પ્રસાર કરીશ, અને હું તમને દિલથી પ્રેમ કરું છું, સુશ્રી ભુરાણી. ભગવાન તમને ખુબ આર્શિવાદ આપે. હું અહીં આફ્રિકામાં બધાને શીખવીશ તથા તમારી વેબ-સાઇટ પર જવા ભલામણ કરીશ જેથી તેઓ પણ બીજાનાં પ્રશંસા-પ્રમાણ-પત્ર- વાંચી શકે.

સાદર

સબિના

ઝિમ્બાબ્વે, આફ્રિકા

મે 20,2013

એચઆઈવી

નમસ્તે જગદીશ

હું 36 વર્ષિય સ્ત્રી છું જેનું નિદાન એચઆઈવી સિડિ4 સંખ્યા 150,અને મૂત્ર-ચિકિત્સા શરુ કરી દીધેલ છ હું ખાતરીથી નથી કહી શકતી પણ મને લાગે છે જે સમયે હું મારા પુત્ર સાથે સગર્ભા હતી તે દરમ્યાન બધા જરૂરી પરીક્ષણ(ટેસ્ટ)કરાવ્યા ત્યારે એચ આઈવી હકારાત્મક આવ્યો. મેં ક્યારે પણ એઆરટી નથી લીધાં, મેઈન સભાનપણે ધ્યાન કર્યું અને ભગવાન પાસેથી જવાબ માંગ્યો અને સહજરીતે મૂત્ર-ચિકિત્સા મારા ધ્યાનમાં આવી.

હું હવે નવી સિડિ 4 સંખ્યા લઈશ.

સંભાળ માટે આભાર

નવેમ્બર 13,2013

નમસ્તે

તમે જે કરો છો તે માટે હું દિલથી તમારી કૃતજ્ઞ છું, તેમજ મને સાથ-સહકાર આપવા બદલ.

મેં ક્લિનિકમાં નવું પરિક્ષણ કરાવ્યું જેનું પરિણામ એચઆઇવી (નકાર) આવ્યું. હવે મારે લેબોરેટરીમાં સિડિ4 સંખ્યા નું પરીક્ષણ કરાવવાનું છે.મારી આ કઠિન સફર દરમ્યાન મને સાથ આપવા માટે આભાર.

મપુમાંલંગ,

દક્ષિણ આફ્રિકા

ઓગસ્ટ 7,2014

એચઆઇવી

નમસ્તે!

હું એચઆઇવી+ હતો અને મરવાની અણી પર હતો,પરંતુ અત્યારે હું સ્વસ્થ અને તંદુરસ્ત, સારો છું કારણકે મેં મૂત્ર લેવાનું શરુ કર્યું. મારી તબિયતમાં સુધારો થાય છે અને હું મજામાં છું. મેં મારા સંતાનોને પણ તેનાથી વાકેફ કર્યા છે અને તેઓ પણ તંદુરસ્ત અને મજબૂત બન્યા છે. હું વધુ કશું નથી કહેતો પણ મૂત્ર-ચિકિત્સાથી મને સારું છે અને તેની બધાંને ભલામણ કરું છું.મને જીવવાની આશા બંધાઈ છે.

આભાર

નૈરોબી,

કેન્યા

ફેબ્રુઆરી 03,2014

એચઆઇવી

પ્રિયા સાહેબશ્રી

છેલ્લાં એક વર્ષથી મેં મૂત્ર-ચિકિત્સા શરુ કરેલ છે, મેં મારી તબિયતમાં ઘણોજ સુધારો કર્યો છે.

હું એચઆઇવી+ છું, છતાં હું ઊર્જાવાન છું. મેં મૂત્ર દ્વારા અસ્થમાનો પણ ઈલાજ કર્યો છે, હું સવારનાં મૂત્રનો ઉપયોગ, અઠવાડિયાંમાં ત્રણ વાર કરું છું.

શ્રેષ્ઠ શુભેચ્છા
મેસફીન
ઇથોપિયા
જાન્યુઆરી 13,2014

નમસ્તે....
તમને આભાર વ્યક્ત કરું છું,તમે જીવન-બચાવવાની ખુબજ મૂલ્યવાન માહિતી બધાને વહેંચી છે. ...

સાદર,
ચેન-વેઇ-લી
તાઈપેઈ, તાઇવાન
નવેમ્બર 27,2013

આંચકીનો હુમલો

પ્રિય સાહેબશ્રી

મને આવતા આંચકીના હુમલાની તીવ્રતા સારા એવા પ્રમાણમાં ઘટી છે. માનસિક શાંતિ પણ સારી એવી વધી છે પહેલા હું સરળતાથી ધ્યાન નહોતો કરી શકતો.હવે હું નિયમિતપણે ધ્યાન કરી શકું છું. હું મુખ્યત્વે આંચકીના હુમલાનાં પુનરાવર્તનમાં ફેરફાર જોવા ઇચ્છુ છું તે પુનરાવર્તન ખુબજ ઓછા પ્રમાણમાં નીચે આવ્યું છે. મારો જીવનનો સામનો કરવાં માટેનું આત્મવિશ્વાસનું સ્તર ખુબજ પ્રમાણમાં વધ્યું છે

સાદર,
હર્ષ વર્ધન આર
હર્ષ.વર્ધન.આર@gmail.com
નોવેમ્બેર 3, 2012

સૉરાયિસસ

સાહેબશ્રી

મને કહેતા ખુશી થાય છે કે મૂત્ર-ચિકિત્સા શરૂ કર્યા પછી મને સૉરાયિસસમાં ઘણો સુધારો થયો છે. મેં તે સપ્ટેમ્બર, 2012ના છેલ્લા પખવાડિયામાં શરૂ કરેલ. હું હોમિયોપેથીનો ઈલાજ છેલ્લા 25 વર્ષથી

અને આયુર્વેદિક દવા 6-7 મહિનાથી કરતો હતો. હવે તે બંને મેં બંધ કરી છે.

સાદર

એન.સુરેંદ્રન

unni15101952@yahoo.com

લુધિયાણા,પંજાબ

દાંતનો દુખાવો,પેઢાંનો સડો

સાહેબશ્રી,

આજકાલ મારો દાંતનો દુખાવો તદ્દન બંધ થઇ ગયેલ છે. હું તમારાં સૂચન પ્રમાણે મૂત્ર પીવાનું, કોગળા કરવાનાં અને ભીનાં -પોતાં મુકવાનું કરું છું

તમારા સહકાર બદલ આભાર

રોહિત વી. રાવલ

rohit_raval27@yahoo.com

સુરત, ગુજરાત

નવેમ્બર 5,2012

મેદસ્વિતા

નમસ્કાર સાહેબશ્રી

ગુરુપૂર્ણિમાની હાર્દિક શુભકામનાઓ.

મૂત્ર-ચિકિત્સા પદ્ધતિ અંગેનું માર્ગદર્શન આપવા બદલ આભાર.

હું તમારો ઋણી છું. હું હવે ખુબજ સારું અનુભવી રહ્યો છું.

મેં 4-અઠવાડિયામાં 8 કિલો વજન ઘટાડ્યું છે. હું હવે સ્ફૂર્તિ અનુભવી રહ્યો છું.

મેં મારા ઓળખીતા-પાળખીતાંમાં મૂત્ર-ચિકિત્સા વિષે પ્રચાર શરુ કરી દીધેલ છે કે જેઓ આ જ્ઞાનને આદર કરી શકશે.

ફરીથી તમારા સમર્થન માટે આભાર.

રાજેશ્વરી જે વી

રાજેશ્વરી_jv@yahoo.co.in

Secunderabad

જુલાઈ 3,2012

રોગપ્રતિકારક-શક્તિ

સાહેબશ્રી

હું ખરેખર આ ઑટો-મૂત્ર-ચિકિત્સાથી ખુબજ પ્રભાવિત છું.

તેના અંગેના પુસ્તકો અને ઈન્ટરનેટ પરથી લેખ વાંચીને, મેં છેલ્લાં 4-દિવસથી તે લેવાનું શરુ કરેલ છે. તેનાથી ઝડપી પ્રમાણમાં રોગપ્રતિકારક શક્તિ વધારવામાં,થાક દૂર કરવામાં, પેટના દર્દ અને ખીલ દૂર કરવામાં પરિણામ મળે છે. જેને જીવન માં તંદુરસ્તી માટે બધા ઉપાય કર્યા હોય, પણ કોઈ ફાયદો ના થતો હોય તેને માટે આ આશિર્વાદ સમાન છે.

હું મારા તમામ મિત્રોને આ અદભુત મૂત્ર-ચિકિત્સા અપનાવીને રોગ દૂર કરવાની સલાહ આપીશ.

તેના વિષે જ્ઞાન મેળવવા માટે તમારી વેબસાઈટ વાંચી છે.આ ચિકિત્સા માટે તમે જે પગલાં લીધા છે તે ખરેખર દાદ આપવા જેવા છે,અને હા,તમારા નવા પુસ્તક ની પૂર્વ-સંધ્યાએ મારી શુભકામનાઓ. ...ચાલું રાખો, સાહેબ

જગદીશ અકબરી

jagdish_akbari@rediffmail.com

સુરત, ભારત

સપ્ટેમ્બર 18,2012

સાંધાની ઇજા

નીતિનને 26મી સેપ્ટેમ્બર,2011 મોટો અકસ્માત નડ્યો.

તેને માથા, ગર્દન, ખભા, કરોડ-રજ્જુ,અને ઘૂંટણનાનાં સાંધાઓમાં ગંભીર ઈજાઓ થઇ. આખા શરીરમાં તેને 13 મહિના સુધી સાંધાઓમાં દુખાવો રહેતો હતો, જે ઘણા બધા દાક્તરનાં ઈલાજથી પણ મટતો ન હતો.તે બરાબર રીતે બેસી,ઉઠી કે ચાલી ન શકતો હતો અને તે રોજની સામાન્ય પ્રવૃત્તિ પણ કરી ન શકતો હતો.વેબસાઈટ વાંચ્યા પછી વધુ માહિતી માટે તેને મારો વ્યક્તિગત સંપર્ક સાધ્યો.

તેને મૂત્ર-ચિકિત્સા ઓક્ટોબર 2012 થી શરૂ કરી.

ચાર-મહિનાનાં સમયમાં (ઓક્ટોબર 2012થી જાન્યુઆરી 2013 સુધીમાં)ધીરે-ધીરે તેના દર્દમાં રાહત થઇ.

તેને માથા, ગર્દન, ખભા, કરોડ-રજ્જુ, ઘૂંટણમાં રહેતું દર્દ-પીડા, 90%સુધી ઓછું થઇ ગયેલ છે. સામાન્ય દિનચર્યાની પ્રવૃત્તિઓ તે હવે કરી શકે છે. આ માહિતી તેને ટેલિફોન દ્વારા 02-01-2013 આપેલ છે.

ઇ-મેઇલ દ્વારા પુષ્ટિ આપેલ છે:-

માનનીય મહોદયશ્રી

હું, નીતિન, સ્વીકારું છું કે શિવામ્બુ-ચિકિત્સા જે મારા અંગત શ્રી જગદીજીએ સૂચિત કરી હતી, તે અદભુત રીતે મારા ખભા,ઘૂંટણ અને કરોડ-રજ્જૂની ઇજાઓમાં કારગત નીવડી છે.આ ચિકિત્સા નો પ્રયોગ હું છેલ્લાં 4-મહિનાથી કરું છું અને રાહત અનુભવું છું. જે રીતે સુધારો થયો છે તે જોતાં હું આશ્વસ્થ છું કે ટુંકજ સમયમાં હું સંપૂર્ણ રીતે સાજો થઈ જઈશ હું ભગવાન શિવનો આભારી છું કે તેમને આ જ્ઞાન તેમને આપ્યું. હું ઈચ્છા રાખું છું કે આ ચિકિત્સા-પદ્ધત્તિ બધા અપંગ કરનારા રોગોમાં કારગત થાય. તંદુરસ્ત અને કુદરતી જીવણનાં તમારા સહુના આશિષ માટે આભાર.

સાદર આભાર

નીતિન

દિલ્હી

જાન્યુઆરી 10,2013

ઈજા

મને તમારો પત્ર મળ્યો છે અને હું તે પદ્ધતિ પ્રમાણે અનુસરવા પ્રયત્ન કરું છું.

બીજું કહેવા માંગુ છું કે મારા પતિ પશ્ચિમ બંગાળ પરિવહન વિભાગમાં કામ કરે છે અને ત્યાંના ઘણા બધા મજુર મૂત્ર-ચિકિત્સા પદ્ધતિ અપનાવે છે (તેઓ જે શરીરના અવ્યય પર કામ દરમ્યાં ઇજા થયેલ હોય તેના પર બાહ્ય મૂત્ર લગાવે છે).

તેમના પ્રમાણે ઇજા પામેલ અવ્યય પર મૂત્ર લગાવવાથી, પરંપરાગત દવા કરતાં, દુખાવો-અને રુધિર વહેવામાં ખુબજ ઝડપી રીતે રાહત મળે છે. આ જોઈને અને મારા કહેવાથી મારા પતિ તેમના નખ પર તે લગાવવાનું શરૂ કર્યું, જે કાળો પડી ગયો હતો અને જેમાં દુખાવો થતો હતો. ફક્ત 10-દિવસમાં જ દુખાવો દૂર થઇ ગયો છે, ખાલી કાળો ડાઘો રહ્યો છે. જયારે તેઓ પોતાને ગામ, મીડનાપોરે જિલ્લામાં, પશ્ચિમ બંગાળ, જાય છે ત્યારે તેઓ ત્યાંની ગરીબ પ્રજાને સર્પ-દંશ માટે આ મૂત્ર-ચિકિત્સાની ઉપયોગીતા વિષે સમજાવે છે, કારણકે દવાખાને બસ દ્વારા પહોંચતા 2-કલાક લાગે છે અને તે સુવિધા દિવસમાં 4-વાર જ ઉપલબ્ધ છે.

આભાર

અર્ચના ભટ્ટાચાર્ય

abhattacharyya34@gmail.com

કલકત્તા

નવેમ્બર 19,2012

ગળાનાં રોગ

માનનીય મહોદયશ્રી જગદીશ ભુરાણી

હું જમ્મુનો 32 વર્ષીય પુરુષ છું.હું મૂત્ર-પદ્ધતિ વિષે કહેવા ખુબજ ઉત્સાહિત છું, કારણે તે ખરેખર કારગત છે. હું ગળાના રોગથી 3-વર્ષથી પીડાતો હતો. મેં દાક્તરનાં સલાહ-સૂચન પ્રમાણે પ્રચલિત યોગ્ય દવાનો ઈલાજ અજમાવ્યો, પણ મને કોઈ પરિણામ મળતું ન હતું.

20-02-2013 થી મેં ઓટો-મૂત્ર-ચિકિત્સા શરૂ કરી અને એક અઠવાડિયામાં મને પરિણામ મળ્યું. આ ખરેખર એક મોટો કુદરતી ઈલાજ છે.

સાદર સુરેશ કુમાર

sureshje113@gmail.com

જમ્મુ

ફેબ્રુઆરી 28,2013

સામાન્ય સ્વાસ્થ્ય

માનનીય સાહેબશ્રી

નેટ ઉપર ઉપયોગી તેમજ સફળતાની વાર્તા મુકવા બદલ હું તમારો આભારી છું.

હું ગુજરાત રાજ્ય સરકારનો અધિકારી છું (મો:- 09909979577).

મેં મૂત્ર-ચિકિત્સાનાં ઉપયોગથી બે-મહિનામાં મારી ચરબી અને મધુપ્રમેહ ઘટાડી દીધેલ છે. હું પહેલાં કરતા વધુ સારું સ્વાસ્થ્ય અનુભવી રહ્યો છું જે કહેતાં મને ખુશી થાય છે.જે દિવસે હું મૂત્ર નથી પીતો તે દિવસ મને અધૂરપ લાગે છે. હું દિવસમાં ત્રણવાર પીવું છું, વહેલી સવારે, જમ્યા પછી બે-કલાકે અને સાંજે 6 વાગ્યે દરેક વખતે 200 ગ્રામ વજન હોય છે. મારા કહેવાથી,મારા ભત્રીજા-વહુ,જીગ્ના,35 વર્ષીય, વજન 87 કિલો, તેને પણ આ ચિકિત્સા શરૂ કરેલ છે અને ફક્ત 15 દિવસના સમયગાળામાં તેને થોડું વજન પણ ઓછું કર્યું. તેને

કાયમી માથાનાં દુઃખાવામાંથી તાત્કાલિક રાહત મળી છે. તેની દીકરી સૃષ્ટિને મોં પર ખીલ રહેતા હતાં, તેને પણ રાહત મળી છે. તે તેના મોં ઉપર મૂત્ર ઘસતી હતી. સાત દિવસ કર્યા પછી તેને સારું છે. મારા ભાઈ કૃષ્ણવદન, 69 વર્ષીય, જે એક નિવૃત્ત સરકારી અધિકારી છે તેને ઘૂંટણમાં દર્દ રહેતું હતું.તેને આ મૂત્ર-ચિકિત્સા શરૂ કરી ને પછી તેને એક મહિનામાંજ ફાયદો થયો.

હું તમને સ્વસ્થ અને લાંબા આયુષ્યનાં આશીર્વાદ આપું છું.

ચૈતન્ય પરીખ

chaitanyaparikh @rediffmail. com

ગાંધીનગર, ગુજરાત

જાન્યુઆરી 16,2013

કરોડરજ્જુની ઇજા D12

માનનીય સાહેબશ્રી

23 મે,2010નાં દિવસે હું કુલ્લુ (એચ.પી.),ટાટા-લોડર ગાડીમાં ફરજ પરથી આવી રહ્યો હતો જ્યાં એક સુરંગમાંથી મોટો પથ્થર, આશરે 70-80 કિલોનો મારી કરોડ પર પડ્યો.તે મણકો નંબર D-12 પર પડ્યો. પછી હું મારાં બંને પગ,પેટની જમણી બાજુ પરના અડધાં સ્નાયુઓની સંવેદનાશક્તિ તેમજ કાર્યશીલતા ગુમાવી દીધી, તદ્દુપરાંત મળ-મૂત્રતંત્ર પર કાબુ ગુમાવી દીધો. પછી મેં ચંદીગઢ માં 24 મે,2010 નાં રોજ સર્જરી કરાવી ને હવે હું વૉકર વડે ચાલી શકું છું પણ બંને પગ તથા ઘૂંટણને ચિપ વડે બાંધીને ફરું છું. મારી જમણી-બાજુ નો ભાગ હજી નબળો છે, અને ઘૂંટણ-વળવાની તકલીફ છે.તેમજ મળ-મુતર પર થોડી સંવેદના છે, પણ કાબુ નથી. બંને પગમાં, તથા જાંઘ અને સાથળની પાછળની બાજુ પર હજુ સુન્નતા છે.

સાહેબશ્રી,મને તમારા વિષે જાણ 10 જાન્યુઆરીએ થઇ, અને મેં મૂત્ર-ચિકિત્સા 12 ફેબ્રુઆરીથી શરૂ કરી, આજે મારો ચોથો દિવસ છે અને મેં જે અનુભવ્યું તે હું નીચે લખું છું.

@મારા જમણાં સાથળ અને જાંઘમાં વીજળી પસાર થઇ તેવું લાગ્યું.

@જમણો ઘુંટણ થોડો મજબૂત થયો હોય તેમજ થોડો નિયંત્રિત થયો હોય તેમ લાગ્યું.

@ડાબો પગ થોડો,પણ અલબત્ત ઉઠાવી શકું છું.

સાહેબ,હું ત્રણ લિટર પેશાબ આજથી પીવું છું અને મને વિશ્વાસ છે કે ઈશ્વરનાં અને તમારા આશીર્વાદથી હું પાછો ચાલતો થઇ શકીશ.

સાહેબ આભાર,

મનપ્રિત સિંહ

manpreet6singh@gmail.com

ચંદીગઢ, પંજાબ

ફેબ્રુઆરી 27,2013

સ્પોન્ડીલોસિસ

હા,હું મૂત્ર-ચિકિત્સા કરું છું. મને સ્પોન્ડીલોસિસ છે, અને જયારે પણ ગર્દન કે માથાંનો દુઃખાવો થાય છે ત્યારે હું મુતર લાગવું છું. તે ખરેખર કામ કરે છે. મારું દર્દ બંધ થઇ જાય છે. હું વહેલી સવારે મધ્યપ્રવાહિત મૂત્ર પીવું છું.

આભાર

નમિતા અરોરા
nameeta1973@gmail.com
મે 20,2013

સફેદ ડાઘ

માનદ્ ભુરાણીજી

તમારાં સૂચન પ્રમાણે મેં મૂત્ર-ચિકિત્સા પ્રયોગ શરૂ કર્યો અને મને તે અદ્ભુત લાગે છે.શરીર પરનાં સફેદ-ડાઘ બંધ થઇ ગયા છે અને હું અનપેક્ષિત ખુશી અનુભવું છું. મારું લોહીનું દબાણ સામાન્ય થઇ ગયું છે અને હું સ્ફૂર્તિ અનુભવું છું મેં મૂત્ર-ચિકિત્સા આજીવન માટે અપનાવી છે અને હું તેનો પ્રચાર કરીશ તેમ મેં નિર્ણય લીધો છે. આ પદ્ધતિથી મારા થોડા મિત્રો ને પણ ફાયદો થયેલ છે. જે લોકો માનસિક રીતે દર્દથી પીડાતાં હતાં તેમનામાં આ પદ્ધતિનો પ્રચાર કરવા બદલ આભાર.

રાજેશ ત્રિપાઠી
rajesh.tripathi906@gmail. com
જૂનાગઢ,ગુજરાત
જુલાઈ 19,2013

સાઈનસાઈટિસ

હું નાનપણથી જ, બે-ત્રણ ઉંમરનો હઈશ ત્યારથી, સાઈનસથી પીડાતો હતો.આગળના વર્ષે હું 24 નો થયો ને મેં મારું પોતાનું પવિત્ર પાણી, એટલેકે મૂત્ર પીવાનું શરૂ કર્યું,અને હું છ મહિનામાં તદ્દન સાજો થઇ ગયો. તાજેતરમાં અસ્વચ્છ પાણી પીવાથી મને

ઝાડાં થઇ ગયાં, લગભગ એક કલાકનાં અંતરે હાજતે જવું પડતું હતું....પણ મૂત્ર પીવાથી તે ફક્ત 24 કલાકમાં બંધ થઇ ગયાં અને 48 કલાકમાં તો હું કાર્યરત થઇ ગયો.
ઉત્કર્ષ દીપ
utkarsh deep1991@rediffmail. com
જાન્યુઆરી 13,2014

સાઈનસની તકલીફ

નમસ્તે જગદીશ
મારા ભાઈએ છેલ્લાં 30 દિવસથી મૂત્ર-ચિકિત્સા શરૂ કરી છે. તેને 8 કિલો વજન ઘટાડ્યું છે તેમ જ નાનપણની સાઈનસની તકલીફ માં 95% ઘટાડો થયેલ છે. તે દરરોજે 1-ગ્લાસ મૂત્ર સવારે પીવે છે અને નસકોરા પેશાબથી સાફ કરે છે.
સાદર
શા નવાઝ
sidish0609@gmail.com
મે 25,2013

ખરજવું

નમસ્તે શ્રીમાન ભુરાણી
મૂત્ર-ચિકિત્સા થી મારી દીકરીનું ખરજવું છ અઠવાડિયામાં 80%જેટલું મટી ગયું છે.
હું તમારી સાઈટ માટે આભારી છું.
આભાર
નેહા જોહલ
nehajohal@hotmail.com
યુએસએ
જાન્યુઆરી 21,2014

વાળનું ખરવું

પ્રિય ભુરાણી સાહેબ

હું મૂત્ર-ચિકિત્સા કરું છું પણ નિયમિતપણે નહીં.

હું તમારાઆહાર-ચાર્ટ પ્રમાણે અનુસરવા ચાહું છું પણ હું નોકરીનાં ભરચક-કામ અને માહોલમાં તે દિવસ દરમ્યાન પડી શકતો નથી.છતાં સવારે 3-વાગ્યે ના સુમારે શિવામ્બુ પીવું છું. મેં વાળમાં મૂત્ર લગાવવાનું શરુ કર્યું અને મને કહેતાં ખુશી થાય છે કે મારી વાળ ખરવાની તકલીફ દૂર થઈ અને રંગ પણ ખાસ બદલાયો નથી

સાદર

સંદેવ વ્યાસ

samdev24@gmail.com

જાન્યુઆરી 13,2014

બહુવિધ અસ્થિભંગ

મને મૂત્ર-ચિકિત્સાનો સારો અનુભવ થયો છે.

હું બહુવિધ-અસ્થિભંગને કારણે બે વર્ષથી પથારીવશ હતો અને હવે હું સાજો થઈ રહ્યો છું.મૂત્ર-થેરાપીથી મારી રોગપ્રતિકારશક્તિ વધી છે. મારી શક્તિમાં વધારો થયેલ છે તેમજ ઈજાઓ રૂઝાઈ રહી છે. તે એક સારું સડાનિરોધક છે અને ચામડીના દર્દ માટે બહુજ ઉપયોગી છે.

હું જાણતો નથી કે તેનાથી હાડકાં મજબૂત થાય છે.

ચોધરી92

choudhary92@yahoo.com

જાન્યુઆરી 21,2014

સંધિવા

નમસ્તે સર

હું એક 31 વર્ષીય વ્યક્તિ વિષે કહેવા માંગુ છું જેને 5-હાડકાં નો પૉલી-સંધિવા થયો હતો. તે આયુર્વેદિક તથા તબીબી દવાથી ઉપચાર કરતી હતી પણ કોઈ ફાયદો ન થયો. તેને મૂત્ર-ચિકિત્સા શરૂ

કરી અને થોડાજ સમયમાં તેને રાહત થઇ. તેને 1 વર્ષ સુધી ઉપચાર કર્યો અને દર્દમાંથી 90% રાહત મેળવી.

જોહ્ની પુલોઉ

poulosejohny@gmail.com

જાન્યુઆરી 20,2014

કબજિયાત

મૂત્ર-ચિકિત્સા વિષે મારો અનુભવ..

ખાસ કરીને દ્રષ્ટિમાં અને વાંચવામાં સુધારો. ફક્ત 4-5 વાર માંજ કબજિયાત દૂર થઇ ગયું અને વાયુ-દોષ નિવારણ. ચામડીના વિકારો, તેમજ છોકરીઓ માટે ખીલ, ડાઘ માટેનું સુંદર ચહેરાનું -માલિશ, આ સફળ પ્રયોગ મોં ઉપર પેશાબ ઘસવાથી થયો છે. વિષ-નિવારણ, કુતરા કરડી જવાના ઉપયોગમાં, અને દવાથી થતાં વિરોધી લક્ષણો નો પ્રતિકાર કરવામાં સક્ષમ છે.

HIV નાં દર્દીઓને આ સૂચિત કરી ને પ્રયોગ પણ કરી શકાય..

સુરેન્દ્ર જૈન

jainskin@yahoo.co.in

ફરીદાબાદ

જાન્યુઆરી 13,2014

સામાન્ય સ્વાસ્થ્ય

ઘણો આભાર તમને,મૂત્ર-ચિકિત્સાથી ખુબ ફાયદા થયેલ છે જે નીચે પ્રમાણે મોકલું છું.

1. મારા 48-વર્ષીય સ્ત્રી-મિત્ર ને આખા શરીર પર અને માથામાં,ચળ અને દુઝતા-ચાઠાં પડ્યા હતાં. તેમને તદુપરાંત ગળામાં કાકડા દર 2-હપ્તાહે થતાં હતાં.મૂત્ર-ચિકિત્સા શરું કર્યા પછી કાકડા માટી ગયા
2. 54-વર્ષીય સ્ત્રીને ડાયબિટીસ થયેલ હોવાથી ખુબજ બીમાર રહેતી હતી અને નોકરી મૂકી દેવા વિચારતી હતી. તેને વારંવાર માંદગી,પરસેવે રેબઝેબ થઇ જવું અને ફરજ પર બેહોશ ઢળી જવું જેવાથી પરેશાન હતી. તેનું રિપોર્ટ પ્રમાણે ખાંડનું પ્રમાણ 20-30

બતાવતું હતું પરંતુ ચાર દિવસ મૂત્ર લેવાથી તેનું પ્રમાણ 4.8mmol થઇ ગયું અને તે હવે ખુશ છે.

3. 46-વર્ષીય પુરુષને પક્ષાઘાત થયો હતો ને જમણી બાજું અંગ ખોટું પડી ગયું. તેમજ વાણીની ક્ષમતા ન રહી. તે,ચામડી સ્વચ્છ થઇ છે તેમજ માથું ચોખ્ખું થઈને વાળ પાછા ઊગ્યા છે. ની પત્નીએ તેને મૂત્ર આપ્યું. તે હવે વિના કોઈ ટેકે ચાલી શકે છે તેમજ બોલી શકે છે તેને મૂત્ર પીવાનું ચાલુ રાખ્યું છે.

4. એક 40-વર્ષીય સ્ત્રી, કબજિયાત।, અનિદ્રા તથા સંધિવાથી પીડાતી હતી. પરંતુ મૂત્ર-ચિકિત્સા કર્યા પછી તે આ બધાં રોગોથી મુક્ત થઇ હતી.

5. એક 68-વર્ષીય, સ્ત્રીને ઘૂંટણમાં પીડા, બરડાનાં નીચે ભાગમાં દર્દ અને રક્ત-દબાણથી (180/115)પીડાતી હતી મૂત્ર-ચીકિત્સા પછી તેનું રક્ત-દબાણ નીચે આવ્યું(100/62)અને હવે તે ઘરના બધા કાર્યો કરી શકે છે.

6. એક શિક્ષિકા બહેન,34-વર્ષીય ને માથામાં મધ્યમાં તાલ પડવા લાગી હતી અને વાળ ખરતા હતાં. તેમને માથામાં મૂત્ર લગાવવાનું તેમજ પીવાનું શરૂ કર્યું અને હવે તેમને વાળ ઉગવા માંડ્યા છે.

7. મને (45-વર્ષ)મોં પર ગંદા ડાઘ હતાં અને હું પ્લાસ્ટિક -સર્જરી કરાવવાનું વિચારતી હતી. થોડા મહિના, સવાર અને સાંજે, મૂત્ર પીવાં અને લગાવવાથી , ધીરે -ધીરે ડાઘ દૂર થવા લાગ્યા છે અને થોડા વખતમાં અલોપ થશે.

8. એક 64-વર્ષીય સ્ત્રીએ નોંધાવ્યું હતું કે તેને તેની દ્રીષ્ટિમાં વધારો થતો હતો મૂત્ર લગાવવાથી.

સ્ટેમ્પના ઓસેનોત્સે

stampana@gmail.com

જૂન 05,2013

સામાન્ય તંદુરસ્તી

નમસ્તે શ્રી ભુરાની,

મારું પ્રમાણપત્ર

મેં જે.ડબ્લ્યૂ.આર્મસ્ટ્રોંગ નું પુસ્તક "The Water of Life " વાંચ્યું હતું જેના પછી મેં મૂત્ર શરીરનાં સાંધા ઉપર, મોં પર અને ગ્રે વાળ પર લગાવવાનું શરૂ કર્યું તેમજ મેં મૂત્ર પીવાનું શરૂ કર્યું. આ ઉપચાર મેં નવેમ્બર 2013 માં શરુ કર્યો હું કહેતાં ખુશી અનુભવું છું કે મારો સાંધાનો દુખાવો જતો રહ્યો છે,મારી ચામડી માં ઉજાશ અને યુવાન બની છે તેમજ વાળનો રંગ પાછો આવ્યો છે. હું તંદુરસ્ત દેખાવું છું અને અનુભવું છું. મારાં પત્ની,દીકરાઓ તથા મારાં પિતાએ પણ હવે મૂત્ર-થેરપી લેવાનું શરૂ કર્યું છે અને મારાં જેવાજ પરિણામ મળ્યાં છે. હું આ મૂત્ર-ચિકિત્સાની સૌને ભલામણ કરીશ.

હવે રોગનાં ઇલાજને બદલે નિવારણનો સમય આવી ચુક્યો છે.

તમારો વિશ્વાસુ,

ડેવ રેરડન

marie.reardon3@btinternet.com

ન્યૂપોર્ટ, યુ.કે.

ફેબ્રુઆરી 09,2014

તમારાં જવાબ બદલ આભાર હું તેના માટે ખરેખર પ્રશંસા કરું છું તમે જે લોકોની સેવા કરો છો તે માટે ભગવાન તમને આશીર્વાદ આપે.

હું તમને અંગત રીતે મળી શકું તેમ ઈચ્છું છું ભગવાન તમને આશીર્વાદ આપે.હું તમને જરૂરિયાત પ્રમાણે વાકેફ રાખીશ.

ડૉ પૂલઅર

poolardr@yahoo.com

જાન્યુઆરી 9,2014

સ્ફુર્તિલાપણું

નમસ્તે ડૉક્ટર

કેમ છો? હું દરરોજ 1-ગ્લાસ મૂત્ર સવારે પીવું છું,તથા શરીર પર ચોળીને લગાવું છું, 20-30 મિનિટ બાદ હું હુંફાળા પાણીમાં લીમડાનો પાવડર નાખીને નાહવું છું. આજ પ્રમાણે સાંજે હું કરું છું. હું સાબુ વાપરતો નથી. એનાંથી સારાં પરિણામ મળ્યાં છે. મેં ક્યારેય કોઈ પણ ઈલાજથી આટલો સુધારો નથી જોયો. હું મારા હાથથીજ મુત્રથી માલિશ કરું છું,નહિ કે કોટોન વડે.મને આ વધુ સગવડભર્યું લાગે છે. હું ખુબજ તાઝગી અને સ્ફુર્તિલાપણું અનુભવું છું.

જીએસ. રાજુ.

gsraj _1957@yahoo.co. in

ફેબ્રુઆરી 03,2014

શ્રી ભુરાની

મેં મૂત્ર-ચિકિત્સા નો પ્રયોગ ચાલુ રાખેલ છે. મને તેનાથી શક્તિ અને મજબૂતી મળે છે. મેં મારા કાકાને તેની ભલામણ કરી તેમને મધુપ્રમેહ છે.આ પદ્ધતિનો પ્રયોગ કરવાથી, ફક્ત બે જ અઠવાડિયામાં તેમનું ખાંડનું પ્રમાણ, 230 થી 170 પર આવી ગયું છે. તે વ્યવસાયે એક ખેડૂત છે, અને તેમની તબિયતમાં સુધારો થયેલ છે. હવે તેમનું રોજીંદુ ખેતીકામ શરુ કરેલ છે જે પહેલાં અશક્ય હતું.

મેસફીન મુર્ગા

mmssefer@gmail.com

ઇથોપિયા

મે 21,2013

મૂત્ર-ચિકિત્સાથી થતાં ફાયદાઓ

કેમ છે, જગદીશ

હું મૂત્ર-ચિકિત્સાથી ઉપચાર છેલ્લાં 2 વર્ષથી કરું છું પહેલાં તે માત્ર પ્રયોગ ખાતર, વૈકલ્પિક-ઔષધ ધોરણે કરતો હતો, પરંતુ મેં જાણ્યું કે તેનાંથી મારી તબિયતમાં સુધારો થયો તેમજ સુખારી અનુભવવા લાગ્યો તે શરુ કર્યાં પછી કોઈ બીમારી નથી થઇ, શરદી સુદ્ધાં નથી

થઇ. મને કોઈ પણ જૂનું દર્દ-તકલીફ નથી સિવાય કે દમ, જે કુતરા-બિલાડીની સૂગથી થતી હતી,પણ હવે તે પણ બેસી ગઈ છે, (ભાગ્યેજ થાય છે)અને મંદ રીતે થાય છે. વધુ પ્રયોગ માટે મેં **30** દિવસ સુધી ફક્ત મૂત્ર પીધું, તે જોવા કે માત્ર મૂત્ર પર જીવી શકાય છે કે નહિ તે ઉપવાસ દરમ્યાંન મેં કશું ખાધું-પીધું નહીં, ફક્ત ઉત્પન્ન થતો મૂત્ર અને એક વાર તેનાથી સ્નાન કરતો.

મૂત્ર-ઉપવાસથી મને આ પરિણામ મળ્યાં:

એડીના સ્નાયુ પર શસ્ત્ર-ક્રિયા કરી હતી તેનો દુખાવો દૂર થયો. તે જ શસ્ત્ર-ક્રિયાથી પગમાં થયેલ નુકસાન, ગાયબ. અંગો નું લચકીલાપણું પાછું આવ્યું (પદ્માસન વાળીને હું બેસી શકું છું....છેલ્લે હું **16** વર્ષનો હતો ત્યારે કરેલું. મારાં ફેફસાં જાણેકે પુનર્જીવિત થયા (**5**-વર્ષ પહેલાં મને કહેવામાં આવ્યું કે મારા ફેફસાં **70** વર્ષનાં વ્યક્તિ ને હોય તેવા ઘરડા થઇ ચૂકેલ છે, હવે હું લાંબી દોડ કરતા બિલકુલ હાંફતો નથી). ખભામાં થતી પીડા અને ભચડ-ભચડ અવાજ જતો રહ્યો. મારું ખાસ્સું વજન ઊતરી ગયું, પ્રયોગ પહેલા મેં વજન નહોતું કર્યું, પરંતુ મારો કમ્મરપટ્ટો **7**માં-કાણાંમાં જાય છે. મારા ચેહરા પરની રેખાઓ અને કરચલીઓ દૂર થઇ ગયી છે.

મારાં વાળ પાછા ઉગવા માંડ્યા છે.

ડેવે મર્ફી

dmurphy25@gmail.com

બાસિલ્ડન, યુ.કે.

ફેબ્રુઆરી 4,2013

મૂત્ર-ચિકિત્સા, તે ખરેખર કામ કરે છે!

અત્યારે વર્ષનો તે સમય છે જયારે બધાંને સૂર્ય-સ્નાન લઈને ચામડી હલકી શ્યામ કરવી હોઈ છે, અને મારે પણ. એક સારો વૈજ્ઞાનિક પહેલાં પોતાનાં પર પ્રયોગ કરે છે અને મેં તેમજ કર્યું.

હું મૂત્ર-ચિકિત્સા પર સંશોધન કરું છું અને મેં પહેલાં પોતાના પર મૂત્ર પ્રયોગ કર્યો અને મને નાટકીય-જેવાં પરિણામ મળ્યાં. હું છેલ્લા ત્રણ સપ્તાહથી સૂર્ય-સ્નાન લઉં છું અને મારી ચામડી લાલ,

ખંજવાળવાળી થઇ ગઈ છે. પસવાળા ગુમડા, ચાઠાં નીકળી આવ્યાં અને ચામડી ડાઘાવાળી બની ગઈ. સમય ગુમાવ્યા વગર મેં મૂત્ર લગાવવાનું વિચાર્યું અને

થયું કે તેથી ચિકિત્સાની ચકાસણી પણ થઈ જશે કે પરિણામ મળે છે કે નહીં. મેં લૂગડાં-વડે મુત્રને શરીર પર લગાવ્યું. નવાઈ પમાડે તેમ ખણજ, પસ, ચાઠાં ગુમ થઈ ગયાં અને મારી ચામડી સ્વચ્છ,સુંવાળી થઇ ગઈ. આપણા મૂત્રમાં એવા રસાયણ રહેલાં છે જેનાથી શરીરમાં રૂઝ આવે છે. તે પીવામાં તથા ચામડી પર લગાવવા માટે વાપરી શકાય છે. તેનાથી ચામડીનું કેન્સર અને ચામડીનાં રોગ અને બીજાં ચેપ રોકી શકાય છે.

એન્જેલા બ્રાઉન-સ્વતંત્ર-સંશોધક B.Sc.(Hons.)

angelabrown007an@aol.co.uk

જુલાઈ 21,2013

કેમ છો?

છેલ્લા થોડાં વખતથી મેં મૂત્ર-ચિકિત્સા શરુ કરી છે અને મેં જોયું કે તેનાંથી ચામડી સ્વચ્છ થઇ છે તથા શક્તિમાં વધારો થયેલ છે. હું સ્પષ્ટપણે જણાવી નથી શકતો કે કે મૂત્ર-ચિકિત્સા થી કયા ફાયદાઓ થાય છે અને ક્યા મને સ્વયંને અનુભવાય છે કારણકે મેં તે અંગેનું ભણતર નથી લીધું. કદાચ થોડા ઘણા ફાયદા પ્લાસિબો-કારણે થાય છે.છતાં હું ઈચ્છું છું કે વૈજ્ઞાનિક કારણો ની જાણકારી તમારા સંશોધન પછી નીકળે.

હરગોબિંદ ખાલસા

hargobind_939@yahoo.com

જાન્યુઆરી 21,2014

ડૉ જગદીશ ભુરાની

મેં દવાખાનામાંથી રજા લીધા પછી,વચન આપ્યાં મુજબ તરત મૂત્ર-ચિકિત્સા, ઓગસ્ટ 29,2013 એ શરુ કરી. મારો ડાબો હાથ મારાં નાક ને અડકી શકે છે અને હું 30 મીટર સુધી, લાકડી વગર ચાલી શકું

છું.મારો ડાબો હાથ, 108 વાર, મધ્ય-સાંધાની મદદથી ઉપર-નીચે થઇ શકે છે.

મારાં આંગળાં હજું દુબળાં છે છતાં હલી શકે છે. અમે લોહીનું-દબાણની દેખરેખ રાખી અને નોંધ્યું કે મુત્રથી તેના પર કોઈ અસર નથી.

મને મૂત્ર-ચિકિત્સા પર શ્રદ્ધા, અને ભરોસો છે.

હું ઈચ્છું છું તમે વધુ સલાહ વિસ્તૃતમાં આપો.

સાદર

લિયોન ન્યૂ

leonnew2009@gmail.com

કેલિફોર્નિયા, યુ.એસ.એ

સપ્ટેમ્બર 02,2013

એક સુંદર અનુભવ

કેમ છે, જગદીશ

મને સુંદર અનુભવ થયો. હકીકતમાં મેં આ મૂત્ર-ચિકિત્સા 2004માં શરૂ કરી હતી મેં થોડા પુસ્તકો વાંચ્યા હતાં અને શરુ કરી હતી, પણ પછી જાણકારી અને માર્ગદર્શનનાં અભાવે તેને બંધ કરી. થોડા સમય બાદ ઈન્ટરનેટ પરથી અને વધું સાહિત્ય (મરાઠી અને અંગ્રેજી)મેળવ્યાં પછી, મેં તેને મે 2012માં શરુ કરી અને હજુ ચાલુ છે. હું 50-વર્ષનો છું અને રક્તનું દબાણ રેખા પર છે (157:85)અને Envas 2.5 દાક્તરનાં સૂચન પ્રમાણે દરરોજ લઉં છું. મને પગ પર સોજો રહેતો હતો,જે આ મૂત્ર લેવાથી સદંતરે જતો રહ્યો, કબજિયાત જતું રહ્યું અને envas 2.5 અઠવાડિયામાં એક કે બે વાર જ લેવી પડે છે. લોહીનું દબાણ હવે (134:72)નાં ગાળામાં રહે છે. આખાં દિવસ માં મને તાજગીનો અનુભવ થાય છે પહેલાં હું થાક અનુભવતો હતો, ખુબજ પાણી પીવા છતાં થકાન અને દબાણ જતાં ન હતાં.હું એક કોર્પોરેટ માં કામ કરનાર વ્યક્તિ છું અને રોજની ઘણીજ પ્રવૃત્તિ રહે છે. હું આ ચિકિત્સાની સહુને ભલામણ કરીશ જો તમારે ભવિષ્યમાં રોગ અને વધુ-દર્દથી બચવું હોય તો.આ ચિકિત્સા શરુ હોય તો તે

દરમ્યાન શાકાહારી રહેવું જરૂરી છે જે મને ખુબ અઘરું લાગે છે. હું અઠવાડિયે એક વાર માછલી લઉં છું અને બીજે દિવસે મૂત્ર નથી લેતો. બધાનાં ફાયદા માટે મેં તુરંત જવાબ મોકલ્યો છે.

સાદર

સંજય કીની
બ્રાન્ચ મેનેજર
sanjay.kini@ecgc.in
સુરત

જાન્યુઆરી 15,2014

એયુએમ-એક અજાયબી

હું છેલ્લાં 25 વર્ષથી ઑટો-મૂત્ર-ચિકિત્સા ને અનુસરું છું અને ઘણાં ચમત્કાર જોયા છે, પરંતુ દુનિયામાં મારા ભાઈઓ અને બહેનોને ઉદાહરણ દ્વારા તેનાં અમર્યાદિત ફાયદા સ્થાપવાં માંગુ છું.

5મી મે,2005 નાં દિવસે મારાં પ્રોફ.મિત્ર અને તેમના પત્ની અને માં-બાપે મારામાં ભરોસો રાખીને કહ્યું કે તે પુરુષત્વ નથી ધરાવતાં.મેં તેમના પત્ની તરફ જોયું તો તે ચોધાર આંસુએ રડી પડ્યાં. હું ડઝન જેટલી થેરાપી નો માસ્ટર છું છતાં મેં મૂત્ર-ચિકિત્સા વિષે નક્કી કર્યું, અને મેં તે બંનેને પૂછ્યું કે તેઓ મારી સલાહ ને ચુસ્તપણે પાળશે. તેમને તુરંત હા દર્શાવી. મારા ઝીણવટભર્યા સવાલો નો તેમને નિખાલસતાથી જવાબ આપ્યો અને તેમનામાં રહેલી ખામીઓ પામી ગયો..મેં તેમને ચુસ્ત રીતે પાળવાની શરતે કહ્યું કે કેટલી માત્રામાં મૂત્ર આંતરિક લેવું, અને બાહ્ય લગાવવું તથા પુત્ર મેળવવા એક ગુપ્ત પદાર્થ આપ્યો. તેનાં પત્નીનાં માસિક ઋતુ-ચક્રની ગણતરી પ્રમાણે મેં ભાખીયુંકે તે ત્રણ મહિના બાદ, ઓગસ્ટ ના પ્રથમ અઠવાડિયામાં ગર્ભ-ધારણ કરશે. તેઓ વારંવાર મારી સલાહ લેતાં અને હું આપતો. અમારી મહેનતના ફળ-રૂપે તેમને 7 ઓગસ્ટે, રાત્રે ફોન કરીને મને હર્ષોલ્લાસ થી જણાવ્યુંકે તેને ગર્ભધારણ કર્યો છે. મેં આશ્વાસન આપયું કે પુત્ર અવતરશે. યથાર્થ

સમયે પુત્ર જન્મ્યો ને તેઓ મને તેનું નામકરણ અંકશાસ્ત્ર પ્રમાણે કરવા કહ્યું પણ મેં તે વિનયથી નકાર્યું.

આ શિવામ્બુ -પદ્ધતિનો જયકાર છે, નહિ કે એક ભગવાન શિવના નમ્ર ભક્તનો (નહિ, એક દાસનો).

હવે મારા મિત્ર મદુરાઈની, (જ્યાં દેવી મીનાક્ષી અને સ્વામી ચોકકનાથેરનો આવાસ છે) જાણીતી કોલેજનાં અંગ્રેજી ડિપાર્ટમેન્ટનાં હેડ છે.

આ પ્રકરણ “એયુએમ” પદ્ધતિની શક્તિ દર્શાવે છે, જે ભગવાન શિવે માતા ઉમાદેવીને 5000 વર્ષ પહેલાં સમજાવેલી..

મારા નમસ્કાર વિશ્વવ્યાપક માતા-પિતાને ! ઓમ શાંતિ !

બાલાસુબ્રમણિમ વી.કે.
prof.vkb@gmail.com
જાન્યુઆરી 18,2014

આભાર તમારો મંગાવવા બદલ, અમારી પાસે મૂત્ર-ચિકિત્સાનાં ફાયદાઓનાં ઘણાં પ્રશંસા-પત્ર છે,હું ખુદ તેને ભેગા કરીને મોકલાવીશ અને ફોટા પણ મોકલીશ મારાં 62-વર્ષીય કાકાને લીવર મીટાસ્ટેસિસ-ચોથી સ્ટેજનું , કેન્સર નિદાન થયું હતું.તેમની પર પેટ-કાઢવાની શસ્ત્ર-ક્રિયા કરવાની તારીખ નક્કી થઇ ચુકી હતી.મેં તેમને ઉત્પન્ન મુત્રનું છેલ્લા ટપકાં સુધી પીવાનું સૂચન કર્યું.
તેમાં દાક્તરે તેમને જણાવ્યું કે તેમનું લીવર પુનર્જીવિત થઇ ગયું છે અને ચોથા સપ્તાહની સર્જરી ટળી અને હવે તેઓ કીમો અને મૂત્ર લે છે. બીજા એક કાકીને ગર્ભાશય પર ગાંઠ હતી જે કઢાવવા તેમની ગર્ભાશયની શસ્ત્ર-ક્રિયાની તારીખ પણ નોંધાવી દીધી હતી.તેમને મૂત્ર-ચિકિત્સાની વિગતો ડિસેમ્બર 2012 માં આપી હતી,શસ્ત્ર-ક્રિયા જુલાઈ 2013ની હતી. તેમના સ્ત્રીરોગચિકિત્સકે તેમને જુલાઈમાં શસ્ત્ર-ક્રિયા ન કરવાં સલાહ આપી કારણકે તેમના સ્કેન-રિપોર્ટ નોર્મલ આવ્યાં હતાં.

અમે અહીં બોત્સ્વાનામાં મૂત્ર-ચિકિત્સા શરૂ કરવાં માંગીયે છીએ, તેથી પહેલા નીચે પ્રમાણે પુસ્તકો નો ઓર્ડર આપીયે છીએ.

માર્થા ખ્રીસ્તીની યોર ઓન પરફેક્ટ મેડિસિન,
કોયન વું ફૂન ની ધ ગોલ્ડન ફોઉન્ટન,
મિત્તલ પટેલ ની મિરકલ ઓફ યુરિન થેરાપી,
જ્હોન આર્મસ્ટ્રોંગ ની વૉટર ઓફ લાઈફ.
આ જાણીને મારાં મિત્રોએ લોબટ્સે થી ફોન કર્યો કારણકે તેઓ ખુબ ઉત્સાહિત છે.

સ્ટમ્પના ઓસેનોત્સે
stampana@gmail.com
બૉટ્સ્વાના
જાન્યુઆરી 17,2014

કેમ છો?
મુત-ચિકિત્સાનાં અલોકિક ફાયદાઓ નાં ઉદાહરણોમાં નીચેનાં સમાવેશ થાય છે પણ માર્યાદિત નથી. સૂક્ષ્મ-જંતુ અથવા હવાથી પ્રસરેલ તાવ-શરદીમાં ઓછા સમય-ગાળામાં બીમારી દૂર થાય છે. જે તે સ્થળ પર લગાવવાથી સોજો અને પીડામાં રાહત મળે છે.બાળકોની જીભ નીચે 5ml મુકવાથી તેમને નિરોધક તેમજ તેમની રોગ-પ્રતિકારશક્તિ વધે છે. આંખની દ્રષ્ટિ ખુબ વધે છે.
બેચેની,ચીંતાતુરતા ઘટે છે. આરામદાયક ઊંઘ આવે છે.
સામાન્ય મળ થાય છે.
ચામડી સ્વચ્છ અને યુવાનસભર થાય છે.
ભૂખ ઉઘડે છે અને પાચનશક્તિ વધે છે.
ડાઘ-ધબ્બા ઘટે છે.
નખમાં ફંગસ ઘટે છે જો બાહ્ય અને આંતરિક લેવાય તો.
ચિત્ત શાંત પડે છે.
એલર્જી-લક્ષણો ઓછા થાય છે.
શક્તિમાં વધારો.
અંદરની બાજુ વધતાં નખની ઉપર લગાવવાથી મટી ગયો.
આ એક ટૂંકું સૂચિ છે મૂત્ર-ચિકિત્સા દરમ્યાન નટ્રીલ-દ્રવ્ય બંધ કર્યું (ગ્લુટન-ફ્રી ડાયટ) હતું, તેમજ પોષક-પૂરક લીધા હતાં.

હું એક રેજિસ્ટર્ડ નર્સ છું અને લક્ષણોને આલેખું છું વધુ વિગતો જોઈએ તો જણાવજો.
એ રૉસ

Amveross7@gmail.com
જાન્યુઆરી 22,2014

મારી તબિયત પર અત્યાર સુધીમાં થયેલ 6-સુધારાઓ

વેબસાઈટ અને સહાયક ઇ-મેલ માટે ખુબ ખુબ આભાર. તે સલાહ-સૂચન પાળીને મેં અદભુત પરિણામો મેળવ્યાં છે
મારાં એક-સપ્તાહ માં મૂત્ર-ચિકિત્સા થી થયેલ અનુભવોને નીચે પ્રમાણે છે :
1. હું નસકોરાંથી, કોઈ તકલીફ-વગર શ્વાસ લઇ શકું છું, નસ્કોરામાં કોઈ લીંટ નથી. લીંટની તકલીફ મને બાળપણથીજ હતી.
2. મને આંખ નીચે કાળા કુંડાળા હતાં, જે મૂત્ર-થી માલિશ કરવાથી ઓછા થઇ ગયા છે અને થોડાક સમયમાં જતાં રહેશે.
3. મને ખુબ મળ-ઝાડાં થઈને પાચન-આંતરડા ચોખ્ખા થઇ ગયેલ છે, અને પુનઃ જીવિત થયા હોય તેમ જે કાંઈ ખોરાક લઉ છું તેમાંથી તુરંત ઊર્જા મળે છે.
4. મૂત્ર-ચિકિત્સા પદ્ધતિ શરુ કર્યા પછી હું શક્તિવાન-ઉર્જાવાન અનુભવું છું.
5. મારી છાતી પર સફેદ-ડાઘ છે જેની ઉપર હવે હું મૂત્ર -લગાવું છું, મારી ચામડી ચોખ્ખી અને ઉજળી બની છે અને વાળ કાળાં અને સુંવાળા થયાં છે.
6. મેં મૂત્ર-પદ્ધતિ અપનાવી છે અને સવારનાં ચા-કોફીની જગ્યાએ તે પીવું છું તે મારા માટે સર્વશ્રેષ્ઠ પીણું છે.
આ પદ્ધતિની શોધ માટે, તેમજ તેની વિસ્તૃત-જાણકારી આપવા માટે આભાર,
ભગવાન તમારું ભલું કરે,
આદર -સહ શુભેચ્છા, Steven. ponjel
steven.ponjel@gmail.com માર્ચ 30,2014

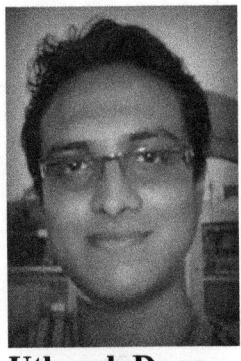

Utkarsh Deep
Age: 25 yrs

ઉત્કર્ષ દીપ
ઉમર:25 વર્ષ

આ અદભુત-પીણાંના મારા અનુભવો

હું છેલ્લા 20 વર્ષ કરતા વધુ સમયથી સાઇનસથી પીડાતો હતો. લોકોનું બાળપણ રમવાં -મજા કરવામાં પસાર થાય છે, પણ મારું બાળપણ સાઇનસ-નુમોનિયા અને ટૂંકા-અધ્ધર શ્વાસની તકલીફમાં અને તેની સાથે સંઘર્ષમાં વ્યતીત થયું. દરેકવાર ઋતુ-બદલાતાં મારી તકલીફો વધતી, હું હોમીઓપથી-એલોપથી તથા આયુર્વેદથી શ્રેષ્ઠ ઉપચાર કરતો પણ કોઈજ પરિણામ મળતાં નહીં. મને હરસ પણ હતાં. મેં મૂત્ર પીવાનું શરુ કર્યું અને સતત 2-વર્ષ પીવાથી મને નીચે મુજબ ફાયદા થયેલ છે :

1.હરસ અને સાઈનસ જતાં રહ્યાં.
2.મને દર કલાકે ઝાડાં થતાં તે બંધ થઇ ગયેલ છે.
3.કામ કર્યા પછી મને થતો શરીરનો દુઃખાવો બંધ થઇ ગયો છે.
4.શારીરિક-શક્તિ અને કાર્ય-શક્તિ સુધરી છે.
5.દ્રષ્ટિ સુધરી છે. (15-વર્ષથી નબળી દ્રષ્ટિ હતી).
6.યાદ-શક્તિ સુધરી (મને તેમાં તકલીફ હતી).
7.ચરબી ઘટાડીને શરીર મજબૂત, અને તંદુરસ્ત થયું છે.

ઉતકર્ષ દીપ
utkarshdeep_ 1991@rediffmail com

નવેમ્બર 10,2014

આદરણીય ભુરાણીજી

નમસ્કાર

છેલ્લા 2-વર્ષથી હું મૂત્ર-ચિકિત્સા ઉપર છું, મહિનામાં માંડ 2-3 દિવસ છુટી જતા હશે.

હું આખો દિવસ સ્ફૂર્તિ અનુભવું છું. હું આખા શરીર પર મૂત્ર-માલિશ કરીને, સ્નાન કરું છું, સાબૂ નો ઉપયોગ નથી કરતો. હું દાઢી પણ તેનાંથી જ બનાવું છું, કોઈ ક્રીમ નથી લગાવતો. મને કોઈ પણ પ્રકારનું માથાનું-પેટનું -સ્નાયુનું દર્દ નથી-તેની ફરિયાદ નથી.

હું મારી પ્રશંસા નથી કરતો, પણ પરિચિત-લોકો મને યુવાન-ઉમર કરતાં નાનાં દેખાવ છો કહે છે (અત્યારે મારે 58 ચાલે છે).

મેં મધુ-પ્રમેહ(ડાયાબિટીસ)પણ મૂત્ર-ચિકિત્સાથી નિયંત્રણમાં રાખેલ છે. હું એટલુંજ કહીશ કે આ પદ્ધતિ તંદુરસ્તી માટે શ્રેષ્ઠ છે, ભગવાને આપેલી તે ભેટ છે.વ્યક્તિ એ તેને અમલમાં મુકવી જોઈએ.

સહુને મારી શુભેચ્છાઓ, ભગવાન સહુને, મનુષ્યજાતિને સેવા માટે લાબું આયુષ્ય આપે,

ચૈતન્ય પરીખ

chaitanyaparikh@rediffmail com

ગાંધીનગર, ગુજરાત

mob :08735018182

નવેમ્બર 11,2014

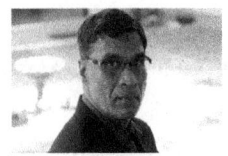

શ્રી જગદીશ

આપે બહુ લોકોનાં ઉપચાર કર્યા છે તે બદલ પહેલા હું આપને અભિનંદન આપું છું,.

મારો જન્મ 1958માં થયેલ. મારું વતન કેન્ડી છે (શ્રીલંકા). હું રમતવીર છું, હું ફેંકવાની રમતો

જેવીકે શોર્ટપુટ, ડિસકસ-થ્રો રમતો મને સ્કુલના દિવસોમાં (1970માં) હરસ-મસા થતાં અનેક ઉપચાર કર્યા, ઘણાં દાક્તરને બતાવ્યું પણ કોઈજ પરિણામ નહિ. 40માં વર્ષે મારું ચરબી-પ્રમાણ 250-300 સુધી વધી ગયું અને કસરત પછી પણ વજન વધતું.

આ વર્ષનાં માર્ચ મહિનામાં હું મારી ગાડી બોલેરોમાં ઉપરનું છત્ર લગાવતા મને કસરતોની ચોપડી હાથમાં લાગી, જેમાં મૂત્ર-થેરાપીની વાત હતી. આવીને મેં મારાં મેકનિક અને કાર્યકર સાથે વાત કરીને ચર્ચા કરી.પણ અજમાવ્યું નહિ.પછી મને હરસ-માસ યાદ આવ્યા ને મેં મૂત્ર પીવાનું શરુ કર્યું.

રાત્રે સુતા પહેલા અને પરોઢિયે 300 મિલી હું પીતો. 2-સપ્તાહમાં મને સુધારા દેખાયો. મારી હરસ-મસા ની તકલીફ દૂર થઇ, મારામાં લચકપણું આવ્યું અને વજન 5-કિલો ઓછું થયું.

મોં પર તેની માલિશ થઈ શકે છે, દાઢી થઈ શકે છે પણ આંખમાં તેનાંથી લાય બળે છે, જો અવાજ બદલાતો હોય, બેસી જતો હોય તેના કોગળાં કરી શકાય.

મને અકુદરતી, કૃત્રિમ દવાઓ લેવી પસંદ નથી, તેનાથી માથામાં દુખાવો, ગેસ (વાયુ)ની તકલીફ થાય છે. મારો વ્યક્તિગત અભિપ્રાય કુદરતી ઉપચાર, તથા તંદુરસ્તી જાળવવાની, અને બીજુ આનાથી કે સમય અને પૈસાનો પણ ફાયદો. થાય છે

મિથિલા બાંદરા

mithila789@gmail.com

નવેમ્બર 11,2014

સાહેબશ્રી
"ઇન્ડિયન એક્સપ્રેસ" જાણીતાં છાપામાં તમારો ઉલ્લેખ થયો તે બદલ અભિનંદન.

આ મૂત્ર-થેરાપિ અંગે લોકોમાં જાગૃકતા ફેલાવવાની દિશા તરફનું આ પ્રથમ પગથિયું છે, જે તેના પ્રત્યેના લાંછન-સૂગ ઓછી કરવામાં મદદરૂપ થશે હું મારાં માતા-પિતાને તે અપનાવવા આગ્રહ કરું છું. આશા છે કે મારી તંદુરસ્તી જોઈને તેઓ પણ આ જીવન-શૈલી અપનાવે

સ્નેહ્ યાદવ
snehay.iit kgp @gmail.com
ખરગપુર
ફેબ્રુઆરી 23,2014

સ્નેહ્શ્રી ભુરાની,
મૂત્ર-ચિકિત્સાની જાણકારી આપવા બદલ અભિનંદન.
આ પદ્ધતિથી રોગ ખુબજ ઝટ દૂર થાય છે.
તમને જણાવું કે બે દિવસ પહેલા બંને બગલમાં મને ફોડલાં થયેલ તથા તાવ બે દિવસ આવેલ.
ફોડલાં પર મૂત્ર લગાવવાથી અને પીવાથી, ફોડલાં દુઃખતા નથી અને તાવ દૂર થયો છે અને હું તાઝગી અનુભવું છું.

આદરસહિત
સૌઝીન્હા અમરલ
saozinha amaral@yahoo. com
માર્ચ 20,2014

એક મહિનાની મૂત્ર-ચિકિત્સા પછી મારો સંધિવા મટી ગયો છે, આ પદ્ધતિની જાણકારી આપવા બદલ અભિનંદન. મને થાયરોઇડમાં પણ સુધારો છે અને આ ફાયદો મને મૂત્ર ચિકિત્સાથી થયેલ છે, નહિ કે દવાથી.

આનો જશ તમારાં ઉપચાર અને માર્ગદર્શનને આપું છું.
અભિનંદન
સંતોષ નવાડે
anthoshnawade @bankofamerica. com
ફેબ્રુઆરી 24,2014

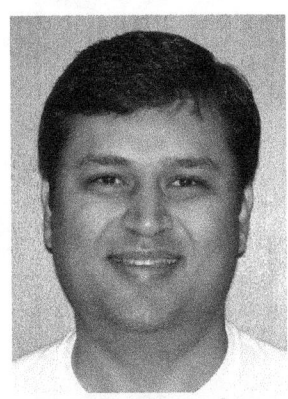

આદરણીય ભુરાણીજી
મને આ ચિકિત્સાથી મારુ મૂત્ર પીવા અને ચોળવાથી ઘણાં ફાયદા થયેલ છે. હું માર્ચ 2013થી તેનાંથી ઉપચાર કરું છું.
તેનાથી મને આ ફાયદા થયેલ છે.

મારી રોગ-પ્રતિકાર-શક્તિ વધી છે. મને નવી જગ્યાએ પ્રવાસ-ફરવાથી અને ઋતુ-ફેરથી વારંવાર શરદી થતી. મૂત્ર પીવાથી હવે શરદી-ઉધરસ-તાવ નથી થતાં. મળ બરાબર થાય છે, આંતરડા ચોખ્ખા થયેલ છે. વાયુ -એસિડિટી દૂર થયાં છે. મારું વધારાનું વજન ઘટ્યું છે. મારી ચામડી ડાઘ-વગરની,મુલાયમ થઈ છે. હથેળીની ચામડી તથા સૂકી-તવચાની તકલીફ દૂર થઈ છે. વાળ પર લગાવવાથી તે ખોડા-વગરનાં તથા ઘાટા, લીસ્સા અને સાબુ –શેમ્પુ -તેલ વગર પણ કુદરતી રીતે તંદુરસ્ત થયા છે. દાઢી બનાવવામાં ઉપયોગ માં પણ લઉ છું -ક્રીમ નથી વાપરતો.

chaitanya kanoria (ટીચર)
ckanoria @gmail.com
નાગપુર, મહારાષ્ટ્ર, ઇન્ડિયા.

મોબ:91-9922479070
જાન્યુઆરી 26, 2014

આદરણીય જગદીશ ભુરાણીજી

2010માં મારું વજન 108 કિલો હતું. જીવન-શૈલીમાં ફેરફાર કર્યા પછી અને મૂત્ર પીવાથી મારું વજન 2013માં, 88 કિલો થયું છે .

મારી રોગ-પ્રતિકારક શક્તિ વધી છે. હવે મને વારંવાર શરદી-ઉધરસ નથી થતાં.

આદરસહિત

ચૈતન્ય કનોરિયા

ckanoria@gmail com

નવેમ્બર 13, 2014

આ પદ્ધતિ વિષે જાણતાં, મારું મન ખિન્ન થયું, પણ તેને અમલમાં મૂકતાં, તેના જબરદસ્ત પરિણામ મળ્યાં. મારું વજન ઘટ્યું, કોઈ પણ આડ-અસર વગર. મારો અંડ-આંક વધી ગયો. હું આ થેરાપી ને ફાયદાકારક ગણું છું, અને લોકો જો તેને અપનાવશે તો દાક્તરની જરૂરિયાત ચોક્કસથી ખુબ ઓછી થઈ જશે.

નલીના એમ.

nalinamuddaiah @ gmail.com

જાન્યુઆરી 13,2014

આદરણીય સર

મને કહેતાં હર્ષ થાય છે આ પદ્ધતિ અપનાવીને 1-મહિનામાં મારા પિતાને ફાયદો,સુધારો થયો. હવે તેમને દર્દ-શામક દવા નથી લેવી પડતી. ગઈકાલે તેમને મને તંદુરસ્ત હોવાનું જણાવ્યું.

અભિનંદન

ભરત પટેલ

bharatd 1970@yahoo.com

મે 20, 2013

સ્નેહશ્રી
આ પદ્ધતિને આગળ લાવવાનો જશ તમારે ફાળે જાય છે તે ખરેખર અદભુત પદ્ધતિ છે. તેનો પ્રચાર દુનિયાભરમાં થાય, અને તેની વૃદ્ધિ થાય તે ઉપાય કરવાની જરૂર છે.
તેની જાગૃતિ ફેલાવવા બદલ ફરીવાર અભિનંદન,,
શુભેચ્છક
દેસાઈ ભાવિન
Bhavindesai@essar com
સુરત, ગુજરાત
ફેબ્રુઆરી 5,2013

નમસ્કાર
નેપાળથી કુંદન જેસ્વાલ...
તમારા વિષે જાણવાથી આનંદ થયો. તમને મૂત્ર-ચિકિત્સાની સારી જાણકારી અને જ્ઞાન છે.

મેં મૂત્રનો ઉપયોગ 1 વર્ષ સુધી કર્યો અને મને ચામડી,હૃદય, માનસિક, હાડકાં અને બીજા ઘણાં ફાયદા થયા, તે તમને યુવાન રાખે છે. પણ મૂત્ર માં રહેલ દ્રવ્યને કારણે આ ચિકિત્સામાં પરેજીઓ પાળવી પડે છે તેથી શ્રી ભુરાણીજી, તેમાં સંશોધન કરવાની આશા રાખું છું.
કુંદન જેસ્વાલ
jkundan71@yahoo.com
નેપાળ
જાન્યુઆરી 17,2014

ફળ-રસ અને સંતુલિત હળવા આહારના ફાયદા "સ્વસ્થ આહાર"

રસ અને હળવો સંતુલિત આહાર એ "સ્વસ્થ આહાર" છે. તે આવશ્યક ખનિજો, પ્રોટીન, સમૃદ્ધ વિટામિન્સ અને મહત્વપૂર્ણ એન્ટીઓકિસડન્ટ સંયોજનોનો પ્રાકૃતિક સ્રોત છે. તે રક્ત પરિભ્રમણને સુધારે છે, પાચનતંત્રને સાફ કરે છે અને રોગપ્રતિકારક શક્તિને મજબૂત બનાવે છે.તે શરીરને કાયાકલ્પ કરે છે અને અનેક રોગો માટે મદદરૂપ અને ફાયદાકારક છે. તે જાડાપણું માટે પણ ફાયદાકારક છે અને વજન ઘટાડવામાં, ઊર્જા મેળવવા અને કોઈપણ આડઅસર વિના સ્વસ્થ રહેવામાં મદદ કરે છે.

અમુક રોગો માટે ભલામણ કરેલા ફળો અને શાકભાજી

	બીપી	ડાયાબિટીઝ	કોલેસ્ટરોલ	કેન્સર	હૃદય	અસ્થમા
સફરજન.	✓	✓	✓	✓.	✓	✓
કઢોળ.	-	✓	✓	✓	-	-
બ્રેડ.	✓	✓	-	✓	✓	-
ભાત.	✓	✓	✓.	✓	-	-
ગાજર..	✓	✓	-	✓	✓	✓
કોલેસ્ટરોલ						
નિયંત્રણ લોટ	✓	✓	✓.	✓	✓	-
મગ.	✓	✓	✓.	✓.	✓	✓
જવ.	✓	✓	✓	✓	✓	✓
ટામેટા	✓	✓	✓	✓	✓	-
દાડમ.	✓	✓	✓	✓	✓	-
ઘઉં.	✓	✓	✓	✓	✓	✓

બદામ એ વિટામિન ઇ, કેલ્શિયમ, ફોસ્ફરસ, આયર્ન અને મેગ્નેશિયમનો સમૃદ્ધ સ્રોત છે. તે અન્ય તમામ ની તુલનામાં સૌથી પોષક તત્વો ધરાવે છે. તે સારું એવુ તબીબી મૂલ્ય ધરાવે છે અને તે ઘણા રોગો માટે ફાયદાકારક છે.

સફરજનમાં આવશ્યક પોષક તત્વો, એન્ટી ઓકિસડન્ટો હોય છે જે શરીરને અમુક બીમારીઓથી બચાવવામાં મદદ કરે છે અને શરીરને કેન્સર અને હૃદયરોગથી બચાવે છે. તે હાઈ બ્લડ પ્રેશર ઘટાડે છે, આંતરડાને મજબૂત કરે છે અને ઝેરી તત્વોને દૂર કરવામાં મદદ કરે છે. તે ઊર્જા માટે નો સારો સ્ત્રોત છે.

બ્રાઉન બ્રેડ (ઘઉંની બ્રેડ) માં ઉચ્ચ ફાઇબર, વિટામિન ‘બી’ અને આયર્ન જેવા એન્ટી ઓકિસડન્ટો હોય છે. તે કબજિયાત, હૃદય રોગ, કેન્સર, બ્લડ પ્રેશર, ડાયાબિટીસ માટે ફાયદાકા

રક છે અને સારા સ્વાસ્થ્યને પ્રોત્સાહન આપવા માટે મદદ કરે છે.

બ્રાઉન રાઇસ (ભાત) મેગ્નેશિયમ, કેલ્શિયમ, આયર્ન, સેલેનિયમ, મેંગેનીઝનો ઉત્તમ સ્રોત છે અને તેમાં વિટામિન બી ૧, બી ૨, બી ૩ અને બી ૬ શામેલ છે. તે ફાઇબર અને પ્રોટીનનો સારો સ્રોત છે. તે ડાયાબિટીસમાં કેન્સર, હાઈ બી.પી. અને બ્લડ ગ્લુકોઝના સ્તરને નિયંત્રણમાં રાખવામાં મદદ કરે છે અને કોલેસ્ટરોલ ઘટાડવાની ક્ષમતા ધરાવે છે.

કઠોળ એ પોષક તત્ત્વો, પોટેશિયમ, કેલ્શિયમનો સારો સ્રોત છે. તે તમામ જરૂરી કાર્બોહાઇડ્રેટ્સ પ્રદાન કરે છે અને કોલેસ્ટરોલ, બ્લડ સુગર ઘટાડવામાં મદદ કરે છે. તે હૃદય રોગ, કેન્સર અને આંતરડામાં મદદ કરે છે.

દૂધી (લૌકી) આવશ્યક ખનિજો, આયર્ન, પ્રોટીન, ફાઇબર, વિટામિન સી અને બી સંકુલમાં સમૃદ્ધ છે. તે પાચનની સમસ્યા, ડાયાબિટીઝ, યકૃત કાર્ય, બ્લડ પ્રેશર, હૃદયરોગ, પેશાબની વિકારમાં મદદગાર છે.

બટર વિટામિન એ, ઇ, કે, કેલ્શિયમ, એન્ટિ-idક્સિડેન્ટ્સ, આયોડિન, ઊર્જા અને મહત્વપૂર્ણ ખનિજનું સ્રોત છે, તે સ્નાયુઓ,

મજબૂત હાડકાં, રોગપ્રતિકારક શક્તિ, ચેતાતંત્ર અને મગજની કામગીરીના વિકાસમાં સુધારવામાં મદદ કરે છે.

છાસ એ જરૂરી વિટામિન્સ, કેલ્શિયમ, પ્રોટીન, ખનિજ વગેરેનો મૂલ્યવાન સ્રોત છે. તે તંદુરસ્ત ઘટકો સાથે ચેતા અને ત્વચાની સપ્લાય કરે છે અને જઠરાંત્રિય વિકાર અને કબજિયાતને દૂર કરવામાં મદદ કરે છે.

કોબીજ ઓછી કેલરી વાળું, પોષક તત્વો ધરાવતો ખોરાક છે અને વિટામિન સી, ફોલિક એસિડ, પોટેશિયમ, કેલ્શિયમ, બાયોટિન મેગ્નેશિયમ અને આયર્ન સહિતના ઘણા પોષક તત્વોનો સ્રોત છે. તે કેન્સર, હૃદયની સમસ્યા, ડાયાબિટીઝ, અસ્થમા, બ્રોંકાઇટિસ, લોહીની ઉધરસ, અજીર્ણ, મેદસ્વીપણું અને ખામીયુક્ત દ્રષ્ટિ માટે મદદગાર અને ફાયદાકારક છે.

ગાજર એ વિટામિન એ, બી ૧, બી ૨, બી ૬, સી, ઇ, કે, ફોલિક એસિડ, પોટેશિયમ, કેલ્શિયમ, બાયોટિન, મેગ્નેશિયમ, મેંગેનીઝ અને આયર્નનો સ્રોત છે. તે માં થોડું કલોરિન હોય છે. તે પોષક-તત્વ યુક્ત ખોરાક છે અને તેમાં ફોટો-કેમિકલ હોય છે જેમાં એન્ટિ-કેન્સર ના ગુણધર્મો છે. તે કેન્સર, ડાયાબિટીઝ, માથાનો દુખાવો, અસ્થમા, બ્રોંકાઇટિસ, ગોલસ્ટોન સમસ્યા, યકૃત રોગ, આંતરડાના અલ્સર, પાચનની સમસ્યા, રોગપ્રતિકારક શક્તિ અને ત્વચાના ઘા માટે ફાયદાકારક છે. તે સ્નાયુ બનાવવા, લોહી સાફ કરવા અને આંખો ની શક્તિ મજબુત કરે છે અને પેશાબ ઓછો આવતો હોય તેમાં મદદગાર છે.

ફુલેવર ફાઇબરનો ઉત્તમ સ્રોત છે જે આંતરડાનું આરોગ્ય સુધારવામાં મદદ કરે છે. તેમાં વિટામિન સી અને એલિસિન હોય છે જે હૃદયની તંદુરસ્તી અને એટેક નું જોખમ ઓછું કરી શકે છે. તે રોગપ્રતિકારક શક્તિને મજબૂત બનાવી શકે છે અને તંદુરસ્ત કોલેસ્ટરોલનું સ્તર જાળવવામાં મદદ કરે છે. તે ખૂબ પૌષ્ટિક છે અને તેમાં ઘણા પૌષ્ટિક તત્વો છે જે રોગોને રોકવામાં મદદ કરી શકે છે.
કોલેસ્ટેરોલ ઓછું હોય તેવા લોટ માં પ્રોટીન, ઉર્જા, કાર્બોહાઇડ્રેટ્સ અને ડાયેટરી ફાઇબર વધુ પ્રમાણમાં હોય છે. તે મેગ્નેશિયમ, મેંગેનીઝ, કોપર

અને ફોસ્ફરસનો સમૃદ્ધ સ્રોત છે. તેમાં સોયા પ્રોટીન, ઓટ્સ અને જવના આરોગ્યપ્રદ ઘટકો છે. તે ઉચ્ચ કોલેસ્ટ્રોલ ઘટાડવામાં મદદ કરે છે, પાચનમાં સુધારો કરે છે અને કબજિયાત, બીપી, ડાયાબિટીઝ, કેન્સર, હાયપરટેન્શન, સ્ટ્રોક(એટેક) અને હૃદય રોગો માટે ફાયદાકારક છે.

નાળિયેર ના પાણી માં કેલ્શિયમ, પૌષ્ટિક ઇલેક્ટ્રોલાઇટ્સ, પોટેશિયમ હોય છે, તે કુદરતી જીવાણુરહિત કરેલું છે અને તેમાં કોલેસ્ટરોલ નથી. તે રુધિરાભિસરણને સુધારે છે, પાચનતંત્રને સાફ કરે છે અને રોગપ્રતિકારક શક્તિને મજબૂત બનાવે છે.

કાકડી એ ઠંડુ, પાચન થાય એવું અને જઠરાગ્ની ઉત્તેજક છે. તે સંધિવા માં રાહત આપે છે, સંધિવાની સ્થિતિમાં લાભ, ડાયાબિટીસ અને પેશાબ સંબંધિત રોગો મટાડે છે. તે જાડાપણું ઘટાડવામાં મદદ કરે છે અને વજન ઓછું કરે છે.

દહીં એ કેલ્શિયમ, પ્રોટીનનો મૂલ્યવાન સ્રોત, આવશ્યક વિટામિન્સ અને ખનિજો પણ તેમાં છે. તે તંદુરસ્ત ઘટકો સાથે ચેતા અને ત્વચાને સપ્લાય કરે છે. તે જઠરાંત્રિય રોગો અને કબજિયાતને દૂર કરવામાં મદદ કરે છે.

ખજૂરમાં વિટામિન 'બી', આયર્ન, કાર્બોહાઇડ્રેટ, મેગ્નેશિયમ, પોટેશિયમ અને ડાયેટરી ફાઇબરનો સારો સ્રોત હોય છે. તે ઊર્જા માટે કુદરતી ખાંડ પ્રદાન કરે છે જે સ્નાયુઓ, સ્વસ્થ ચેતાતંત્રને જાળવવા માટે આવશ્યક ખનિજ છે. તે કબજિયાત, પેટના કેન્સર માટે મદદગાર છે, નબળા હૃદય અને ગર્ભાશયના સ્નાયુઓને મજબૂત બનાવે છે. તે શરીરને વધારાની ઊર્જા આપે છે જે હિમોગ્લોબિન, વજન, સ્નાયુ અને હાડકાના વિકાસમાં વધારો કરવામાં મદદ કરે છે.

મેથી માં પ્રોટીન, વિટામિન સી, નિયાસિન અને પોટેશિયમ હોય છે. તે અનેક બિમારીઓનો ઇલાજ કરી શકે છે અને તે કોલેસ્ટરોલ, ડાયાબિટીઝ, કબજિયાત, હાઈ ટ્રાઇગ્લાઇસેરાઇડ્સ, સંધિવા, અસ્થમા, પેટ ના રોગો, શ્વસન ના રોગ અને કિડનીની સમસ્યા માટે ફાયદાકારક છે.

લસણ હાઈ બ્લડ પ્રેશર ઘટાડે છે, લોહી ની વાહિની ને વિશાળ બનાવવાની અસરો ધરાવે છે, ધબકારા ધીમું કરે છે, હૃદયની લયમાં

સુધારો કરે છે, અને ચક્કર, શ્વાસની તકલીફ અને પેટ ના ગેસની ની સમસ્યા થી રાહત આપે છે.

ઘી (ગાયનું શુદ્ધ ઘી) નું પ્રાકૃતિક મૂલ્ય છે, જે એન્ટિઓક્સિડેન્ટથી સમૃદ્ધ છે જે રોગપ્રતિકારક શક્તિને મજબૂત અને વેગ આપે છે અને નબળાઇથી પીડિત લોકો માટે શારીરિક શક્તિ અને ચેતના ને પુન જડપથીસ્થાપિત કરવાની શક્તિ ધરાવે છે. તે પેટના અતિશય એસિડને સંતુલિત કરવામાં અને પેટની મ્યુકસ નું સ્તર જાળવવામાં મદદ કરે છે. તે શરીરમાં લિપિડ ના પડ ને પ્રવેશ કરે છે, કાયાકલ્પ કરે છે અને નબળા પાચનમાં મદદ કરે છે. તે યાદશકિત, બુદ્ધિને પ્રોત્સાહન આપે છે અને મગજના કાર્યને વધારે છે.

આદું એક કુદરતી ઘટક છે જેમાં પોટેશિયમ, મેગ્નેશિયમ, કોપર, મેંગેનીઝનો સારો સ્રોત છે. તેમાં પાચનમાં ઉત્તેજીત કરવાની શક્તિ છે, ગેસ ઘટાડે છે અને ચક્કર, ઉબકા, ઉલટી સહિતની ગતિને લગતી માંદગીના લક્ષણોને રોકવામાં અસરકારક છે. તે પાચક બિમારી, આધાશીશી, સંધિવા, હાઈ બીપી, ગેસ બંધ થવાથી થતા અતિસારને દૂર કરવા અને શરદી ના લક્ષણ, એલર્જી વગેરેની તીવ્રતા ઘટાડવામાં મદદ કરે છે.

મધ એ એક મહત્વપૂર્ણ પોષક તત્વ છે અને તેમાં આયર્ન, કેલ્શિયમ, સોડિયમ, ફોસ્ફરસ, પોટેશિયમ હોય છે, લગભગ ત્વરિત ઉર્જા પ્રદાન કરે છે, જેનો ઉપયોગ અનેક બિમારીઓ માટે રોગનિવારક અને પ્રતિરોધક તરીકે થાય છે. તે આંખો અને અસ્થમા માટે સારું છે, ફેફસાના રોગોમાં ફાયદાકારક, કફ દૂર કરે છે, અને વાળના વિકાસને પ્રોત્સાહન આપે છે અને કબજિયાત અને વધુ એસિડિટી નો અસરકારક ઉપાય કરે છે. તે હિમોગ્લોબિન અને લાલ રક્ત નું સંતુલન જાળવવામાં મદદ કરે છે.

ગોળ એ પ્રોટીન,ફોસ્ફરસ, આયર્ન, મેગ્નેશિયમ, કેલ્શિયમ, વિટામિન, પોટેશિયમ વગેરે જેવા પોષક તત્વોથી ભરપૂર, શુદ્ધીકરણરહિત શુગર છે, જે રક્તને શુદ્ધ કરવામાં, યકૃતના કાર્યને નિયંત્રિત કરવા, બ્લડ પ્રેશર, રોગપ્રતિકારક શક્તિ અને કમળો અને સંધિવાને રોકવામાં મદદ કરે છે. દુlicખ. તે નર્વસ સિસ્ટમને મજબૂત

બનાવે છે અને સ્નાયુઓને આરામ કરવામાં મદદ કરે છે અને થાકથી રાહત આપે છે, બીપીને કંટ્રોલ કરે છે અને ગંઠાયેલ લોહીના મોટા ફાયદાઓ છે. તે કફ, દમ, અપચો, આધાશીશી, ગળા, ફેફસાના ચેપ અને કબજિયાત માટે ફાયદાકારક છે.

જીરું એ લોહીને શુદ્ધ કરવામાં, હિમોગ્લોબિનની રચના કરવામાં મદદ કરે છે અને અપચો, પેટ / પીડા અને હૃદય સંબંધિત બિમારીઓ માટે ફાયદાકારક છે.

લીંબુ રક્ત વાહિનીઓ, ધમનીઓ અને આંતરિક હેમરેજને અટકાવે છે. તે કિડની, મૂત્રાશય અને પેટ ના રોગ માં રાહત આપે છે અને અસંખ્ય રોગો મટાડવામાં મદદ કરે છે. તે શક્તિશાળી એન્ટીબેક્ટેરિયલ છે, કફ દૂર કરે છે, કબજિયાત દૂર કરે છે અને ઉલટી અટકાવે છે.

દૂધ (સ્કીમ્ડ મિલ્ક) માં ઓછી ચરબી હોય છે, રક્ત પરિભ્રમણ, શ્વસન સંબંધી રોગમાં મદદ કરે છે અને શક્તિવર્ધક, ટ્રાંક્વિલાઈઝર(ઉપશામક) તરીકે કાર્ય કરે છે અને શરીર ની એસિડ સ્થિતિને રાહત આપે છે. તે આરોગ્ય સુધારવા, રક્ત પરિભ્રમણને જાળવવામાં મદદ કરે છે.

મગ ની દાળ એ ઉચ્ચ ફાઇબર, પોષક તત્વો, પ્રોટીન, કેલ્શિયમ અને આવશ્યક વિટામિન્સનો સારો સ્રોત છે. તે સરળતાથી સુપાચ્ય છે અને તે ઊર્જા, તે સ્વાસ્થ્ય માટે લાભદાયક છે અને તે હૃદયની સમસ્યા, ડાયાબિટીઝ, હાઈ બી.પી., અન્ય તમામ ક્રોનિક(લાંબા ગાળા ના) રોગો માટે ફાયદાકારક છે.

મોસંબી માં કિંમતી પોષક તત્વો હોય છે અને શરીરને પોષણ મળે છે. તે કાર્યશક્તિ વધારવા, પ્રતિકાર શક્તિ અને ઉલટી, નિર્જલીકરણ અને લોહી-અશુદ્ધિઓમાં અસરકારક છે.

લીમડા ના પાન પાચક અને રોગપ્રતિકારક શક્તિને ઉત્તેજિત કરે છે. તે યકૃતના કાર્યમાં સુધારો કરે છે, લોહીને શુદ્ધ કરે છે અને સ્વસ્થ પરિભ્રમણ, શ્વસન, પાચક પ્રણાલીને પ્રોત્સાહન આપે છે. તે એડ્સ, કેન્સર, ડાયાબિટીઝ, કિડનીની સમસ્યા, ચેતા તંત્ર ની સમસ્યા, લોહી ને લગતા રોગ, હૃદય રોગ માટે ફાયદાકારક છે.

જવ એ જરૂરી વિટામિન્સ, કેલ્શિયમ, પ્રોટીન, ઊર્જા, કાર્બોહાઈડ્રેટ, દ્રાવ્ય ફાઇબર અને પોષક તત્વોનો સારો સ્રોત છે. તે એન્ટી ઓકિસડન્ટથી સમૃદ્ધ છે, અન્ય ખોરાકમાંથી વિટામિન અને ખનિજોના શોષણમાં સહાય તરીકે કાર્ય કરે છે અને રોગપ્રતિકારક શક્તિને મજબૂત બનાવે છે. તે પાચનમાં મદદ કરવા માટે પેટની એસિડના સ્ત્રાવને ઉત્તેજિત કરે છે, લોહીના કોલેસ્ટરોલને ઘટાડવામાં અસરકારક છે અને હાયપરટેન્શન અને હાઈ બી.પી. ઘટાડી શકે છે. તે કેન્સર, ડાયાબિટીઝ, દમ, હૃદયની સમસ્યા માટે ફાયદાકારક છે અને રક્તવાહિની ના રોગ અને સ્ટ્રોકનું જોખમ ઘટાડી શકે છે.

પપૈયા વિટામિન 'એ', 'બી' અને 'સી'નો સ્રોત છે તે હૃદય, યકૃત, કિડનીની સમસ્યા, પેટની અવ્યવસ્થા, પેશાબ ના રોગ અને કબજિયાત માટે ફાયદાકારક છે. તે અસ્થમાને રાહત આપે છે અને રોગો ને સુધારવામાં મદદ કરે છે.

કેળા પોષકતત્વો યુક્ત છે , પેશીઓના નિર્માણ ના તત્વો, પ્રોટીન, ખનીજ, વિટામિન સી, એ ૧, બી ૬, બી ૧૨ નો દુર્લભ સંયોજન છે અને તેમાં તંદુરસ્ત પાચનને પ્રોત્સાહન આપવા અને તંદુરસ્ત પેશીઓના પુનર્જીવનમાં મદદ કરવા માટે કેલરીનો સારો સ્રોત છે. તે આંતરડાના રોગ, કબજિયાત, સંધિવા, કિડનીની સમસ્યા વગેરે માટે ફાયદાકારક છે.

દાડમ (અન્નાર) એ ઉત્તમ એન્ટી ઓકિસડન્ટોનો સારો સ્રોત છે, હૃદયમાં લોહીનો પ્રવાહ વધારે છે અને એલ.ડી.એલ કોલેસ્ટરોલ ઘટાડે છે. તે વિટામિન એ, સી, ઇ અને ફોલિક એસિડનો સારો સ્રોત છે. તે પોષણ પ્રદાન કરે છે, બુદ્ધિ વધે છે અને કાર્ય શક્તિ વધારે છે. તે પેટ ના રોગો, હૃદયની સમસ્યા કેન્સર, એનિમિયા, ડાયાબિટીઝ, બ્લડ પ્રેશર, યકૃત અને કિડનીની સમસ્યા, તાવ, હર્દય ની મુશ્કેલી, મોં ના રોગો અને અવાજ ના રોગો માટે ફાયદાકારક છે.

ખારું મીઠું માં ખનિજો અને આરોગ્ય માટે જરૂરી તત્વો હોય છે. તે મ્યુકસ પ્લગને સાફ કરવામાં, ફેફસાંમાં રહેલા કફ ના મદદ કરે છે. તે શરીરના કોષોમાં હાઈડ્રોલેક્ટ્રિક (જળ થી ઉત્પન્ન થતી)ઉર્જાના નિર્માણમાં, રક્ત ખાંડના સ્તરને સંતુલિત કરે છે. તે દમ, એલર્જી,

સંધિવા, હાઈ બીપી, આધાશીશી માથાનો દુખાવો અને બીજી સમસ્યા માટે ફાયદાકારક છે.

સોયા મિલ્કમાં(દૂધ) વધુ પ્રમાણમાં તંદુરસ્ત સંયોજનો છે. તે ઊર્જા, પ્રોટીન, વિટામિન એ, ડી, કેલ્શિયમ, ફોસ્ફરસ, કાર્બોહાઇડ્રેટ્સનો સ્રોત છે. તે કોલેસ્ટરોલ, ટ્રાઇગ્લાઇસેરાઇડ્સ ઘટાડવામાં મદદ કરે છે અને હૃદય રોગ, કેન્સર, ડાયાબિટીઝ, કિડનીની સમસ્યા અને અન્ય વિવિધ આરોગ્ય સમસ્યાઓ માટે ફાયદાકારક છે.

ચીકુ: તેમાં વિટામિન એ અને વિટામિન સી જેવા ખનિજોના સારા સ્રોત, પોટેશિયમ, કોપર, આયર્ન અને વિટામિન સી હોય છે જે દ્રષ્ટિ, ત્વચા અને હાડકા માટે જરૂરી છે. તે શરીરને ચેપ સામે પ્રતિકાર વિકસાવવામાં અને કબજિયાતને દૂર કરવામાં મદદ કરે છે. તે ફેફસાં અને મોઢા ના કેન્સરથી સુરક્ષા આપે છે અને મજબૂત દાંત બનાવે છે.

પાલક એ હાડકાના નિર્માણના પોષક તત્વો સહિત વિટામિન કે, કેરોટિન, વિટામિન એ, બી ૧, બી ૨, બી,સી,ઇ, ફોલિક એસિડ, મેગ્નેશિયમ, આયર્ન, કેલ્શિયમ અને પોટેશિયમનો ઉત્તમ
સ્રોત છે. તે આંખની દૃષ્ટિના મોતિયા અને અન્ય વય સંબંધિત આંખ ની અધોગતિનું જોખમ

ઘટાડી શકે છે. તે ઓસ્ટિઓપોરોસિસ, હૃદયરોગ, કેન્સર, સંધિવા, હાઈ બીપી અને હાડકાના આરોગ્યને જાળવવા માટે ફાયદાકારક છે.

હળદર લોહીને શુદ્ધ કરે છે, યકૃતને ઉત્તેજીત કરે છે, મજબૂત કરે છે અને આખા શરીરને સ્વસ્થ અને સક્રિય બનાવે છે. તે શરદી, ઉધરસ, સોજો, ગેસ, લોહી-અશુદ્ધિઓ, ડાયાબિટીઝ, જખમો અને ત્વચા રોગમાં ઉપયોગી છે.

ટોમેટો એ વિટામિન એ, બી ૧, બી ૨ અને સીનો સ્ત્રોત છે તેમાં કેલ્શિયમ, ફોસ્ફરસ, પોટેશિયમ, મેગ્નેશિયમ, કલોરિન, સોડિયમ અને આયર્ન હોય છે. તેમાં લાયકોપેન છે જે એન્ટી ઓકિસડન્ટ છે જે કેન્સરના કોષો અને અન્ય પ્રકારના રોગો સામે લડી શકે છે. તે ગેસ, અપચો અને કબજિયાત માટે મદદગાર છે અને કેન્સર, દ્રષ્ટિ, હૃદયની સમસ્યા, કોલેસ્ટરોલ, ઉચ્ચ બી.પી. માટે ફાયદાકારક છે. ડાયાબિટીઝ અને કિડની ના રોગ માટે પણ ફાયદકારક છે.

અખરોટ એ પ્રોટીન સમૃદ્ધ ફાઇબરનો ઉત્તમ સ્રોત છે. તેમાં વિટામિન બી, મેગ્નેશિયમ અને એન્ટીoકિસડન્ટો, ઓમેગા -3, ફેટી એસિડ અને કેન્સર વિરોધી અનેક ગુણધર્મો છે. તે રોગપ્રતિકારક શક્તિને ટેકો આપવા માટે મદદ કરે છે અને ઉચ્ચ કોલેસ્ટ્રોલ, કિડનીની સમસ્યા અને અસ્થમાને ઘટાડવા માટે ફાયદાકારક છે, હૃદયની સમસ્યાનું જોખમ ઘટાડે છે અને ધમનીઓને સ્વસ્થ રાખે છે.

ઘઉં નો રસ પૌષ્ટિક છે જેમાં માનવ સંભાળ માટે જરૂરી વિટામિન અને ખનિજોનો સમાવેશ થાય છે. તે કેલ્શિયમ, આયર્ન, મેગ્નેશિયમ, ફોસ્ફરસ, પોટેશિયમ, સોડિયમ, સલ્ફર, કોબાલ્ટ અને જસતનો ઉત્તમ સ્રોત છે. તે માં ખૂબ વધારે છે ઉત્સેચકો રહેલા છે અને તેમાં ૭0% હરિતદ્રવ્ય હોય છે, જે શરીર ને શકિત પૂરી પાડે છે છે. તે લાલ રક્ત કોશિકાઓ બનાવે છે અને લોહીમાં વધારો કરે છે, હિમોગ્લોબિન વધારે છે. થેલેસેમિયા અને એનિમિયા સામે લડવામાં મદદ કરે છે. તે કેન્સર, ડાયાબિટીઝ, હાઈ બી.પી., લકવો, લ્યુકેમિયા, સંધિવા, અસ્થમા, માસિક સમસ્યાઓ, જેવા રોગો સામે લડવામાં મદદ કરે છે.

રસ અને હળવો ખોરાક એ "કુદરતી સ્વાસ્થ્યપ્રદ ખોરાક" છે.
તે ઘણા રોગોને અંકુશમાં રાખવા અને મટાડવા ફાયદાકારક અને
મદદરૂપ છે.

THE ⬥ NEW
INDIAN EXPRESS

By Meera Bhardwaj   Published: 23rd February 2014 06:00 AM

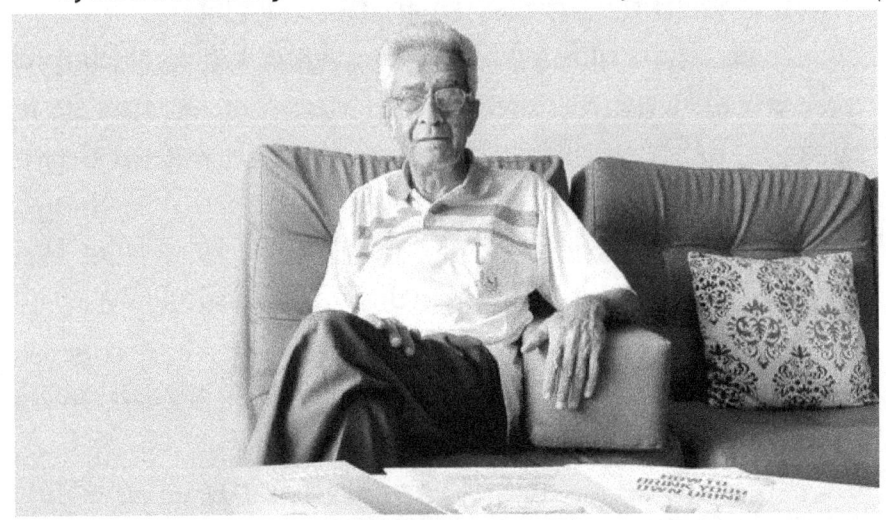

Flushing Away Illness

Bangalore businessman Jagdish R Bhurani has gone one step ahead claiming this age old natural therapy can prevent and cure cancer, AIDS, kidney failure, gall bladder stones, cerebral palsy etc.| Express Photo by Jithendra M

If former Prime Minister Morarji Desai practiced urine therapy for a healthy longer life, retired Bangalore businessman Jagdish R Bhurani has gone one step ahead claiming this age old natural therapy can prevent and cure cancer, AIDS, kidney failure, gall bladder stones, cerebral palsy etc. He says, "All these years, many patients were cured and led a healthy life, but they disappeared without leaving any testimonials. However, in the last few years, I have built a thick file of case studies with details of each individual case history, medical reports and testimonials from doctors and patients to support my claims."

In her last stages of stomach cancer, 55-year-old Vinoda Shetty came to Bhurani in August 2010 for a possible cure after chemotherapy failed. After taking to urine therapy, Vinoda is completely free from pain today and leading a normal life. Her daughter Priya says, "Bhurani advised my mother to immediately start urine therapy and put her on a diet free of chilies, oil and spices. Since December 2010, she has improved a lot. Various tests in the course of three years, has revealed remarkable improvement be it her blood, haematology, or biochemistry parameters. Even today, she follows the same regimen of drinking two-three liters of urine every day, massaging urine two times a day and keeping a wet pack of urine in the morning. She is stable and the disease has not spread to other parts of the body. After going through her medical reports, oncologists in Mangalore have advised her to continue with urine therapy."

It was in 1993, after attending an All India Conference on Urine Therapy in Goa, Bhurani was motivated to take up this method even as he saw his wife practicing it with great success. "My method is a little different from others. Earlier, it was only about drinking urine and water regularly. I recommend a healthy diet to make the urine colorless and odorless. In the case of bedridden patients, their near and dear ones can follow a good diet and donate urine to their husband, wife or children."

Bhurani has set up a website: www.urinetherapy.in through which he propagates the natural benefits of this therapy. "Till date, more than 65,000 people have visited my site and every week, a number of people go through the website, call up and makes inquiries by mail from different countries. Once it was considered a stigma but if followed properly, it is nothing but the nectar of life."

Could Morarji Desai have been right?

Monday, Apr 8, 2013, 4:10 IST | Place: Bangalore | Agency: DNA

Deepthi MR

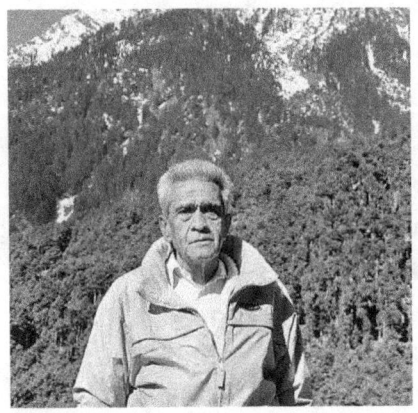

Businessman Jagdish Bhurani claims, with evidence, that urine therapy can cure even terminal cancer patients.

For all the jokes about former Prime Minister Morarji Desai's secret of a healthy long life being urine therapy, he now may seem vindicated. A businessman Jagdish Bhurani has claimed, with evidence, that urine therapy has cured even terminal cancer patients.

When 28-year-old Mamatha (name changed) was admitted to the hospital with a malignant ovarian tumor, she was unaware of what was coming next. She was asked to undergo 12 sessions of chemotherapy. She lost all hopes as she had heard horrifying stories from patients who had undergone chemotherapy and decided to accept her fate. But that is when her mother suggested her to consult Jagdish Bhurani, a businessman.

Now, one may wonder how a businessman could help a patient with ovarian cancer. But, Mamatha today is a cancer survivor and she attributes her recovery solely to Bhurani.

"One has medicines in his or her own body. It is only a trick to learn how to make that medicine work for you," Bhurani, who admits he is not a doctor and does not charge anyone, told Mamatha.

"He gave me a book on urine therapy. At first, it was disgusting for me. I was not sure if I should even consider it. But, I told myself that for the sake of my health, I have to do it and now, I am hale and hearty again. In fact, my skin has cleared up, my pain has vanished and my hair is growing back to its full length," she says.

Yes, Mamatha had to drink her own urine as therapy for her debilitating condition.

Many across the world have hypothesized that massaging body with urine and also drinking one's own urine can help cure deadly diseases like cancer too.

Rashmi Jindal, daughter of another cancer survivor from Delhi, said: "My mother was in terminal stage. Doctors in Delhi told us that they could not treat her anymore and that we must call our relatives and give them the news. But, I had faith. I found out from a distant relative about the therapy."

After they contacted Bhurani, who told them to simply go to his website and follow the methods mentioned in it, Rashmi told her family about it.

"She was diagnosed with cancer in the bones, lungs and stomach. She was 53-years-old and the doctors had given up hope. So, we began this treatment at home. We followed very light diet including lots of water, boiled vegetables, brown rice, oat meals and fruit juices. This helped in bringing the odor of the urine down and also in making it light in color. Once this was done, she was asked to take light chemo therapy. After the second one, her lungs were clear and she had no cancer cells at all," says Rashmi.

Following this, Rashmi began making her mother drink more water to help her pass clear urine.

"Now, she has no cancer at all. All tests showed that there were no active cancer cells in her body.

We are glad that we found 'doctor' Jagdish," she said.

Many like Rashmi and Mamatha leave testimonials on Jagdish Bhurani's website. How did he find this out?

"I had read a book in 1993 about the treatment. We tried the therapy on my wife who was also very ill. Then, I also began using the treatment and now, I have not fallen sick at all," said Jagdish.

Over the years, he began researching about the therapy and learned that massaging oneself with urine and also making a wet pack of urine could cure people of various illnesses.

"Following this, I treated people with cancer also. One lady who had terminal stage cancer was cured completely. It is the oils, spices and chillis used in the food that makes the urine smelly.

Once this is gone, one can drink it like water," he said.

Further, he said that after massaging oneself with urine thrice, it starts feeling like oil and it relieves pain. "It contains urea, creatinine, ammonia, sodium, potassium, calcium, magnesium, and chloride. And all are beneficial. I started a website last year and over 14,000 visitors have seen the page. I don't charge anything to the people as it is beneficial to all those who believe in it," he said.

Dr KC Ballal, former member of Central Council of Indian Medicine said:

"I believe in integrated medicine. When I would get terminally ill patients and they could not afford anything, I would suggest them this therapy and it has helped them a lot. A patient who had to have his kidneys replaced had no money. Once he was put on this therapy, he became fit again. If it works, why not recognize it."

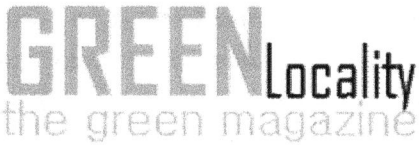

Green Locality Staff   Sep 9th, 2013 0 Comment

Nature-cure of cancer patients with their pee is a reality: Jagdish Bhurani

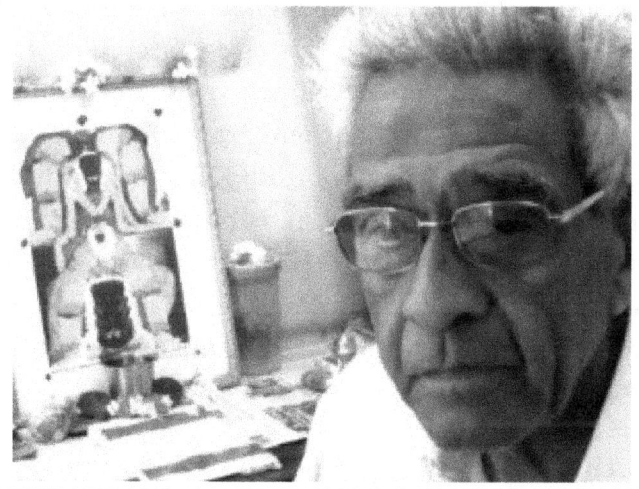

Jagdish Bhurani claims urine therapy can fully cure critical patients.   Photo by greenlocality.com

Within weeks of launching his website- www.urinetherapy.in, in April, 2013, total number of visitors to the site reached 14,000. The number came to 38274 by September. If the flow of visitors is any indicator of the increasing acceptability of this yet-to-be-medically-recognized 'natural' method of treatment using 'clean human urine' then Jagdish R Bhurani- a retired businessman- may have already won an important battle against mind-set. But it is easier said than actually done.

Sitting at his basement office in Galaxy Plaza complex in Bangalore's crowded Majestic locality and surrounded by portraits of gods and goddesses, the 70-something Bhurani told greenlocality.com that he himself and many others who come to meet him, phone him and send him thanks mails from abroad and not to speak of the list of his once critically ill patients suffering from cancer and other serious ailments, are testimonials enough to prove the efficacy of the therapy. He said his website gives a complete self-treatment manual and there is no need of anyone to come to him.

"Many come to me with money after having benefited from the treatment. But I don't want any money. It is a free service. But the most important thing is to use fresh secretion. Only after taking a dietary regimen developed by me which yields an odorless water-like liquid that the therapy can be started," says Bhurani, who came to Bangalore from Karachi, now in Pakistan, after partition of India. Today, he is on a full-time mission to propagate the usefulness of the therapy which he claims to have its origin in the Vedic period and well-tested and tried. Last year, social activist Anna Hazare released Kannada version of one of his freely distributed books on urine therapy.

"I have written to heads of medical fraternity, top government officials in Karnataka and in New Delhi, and all those who matter in the corridors of power or elsewhere, including former President A P J Kalam, but I am yet to get any response from them. I say that this is a cheap and easy method of self-treatment, once used by later Prime Minister Morarji Desai as well, but officials say that unless it is tested by medical science it can be allowed to be used an alternative methods of naturopathy or Uropathy." So For Bhurani, it is going to be long wait. Meanwhile he continues to try and make a pitch for the therapy with supportive letters from doctors from various streams of medicines.

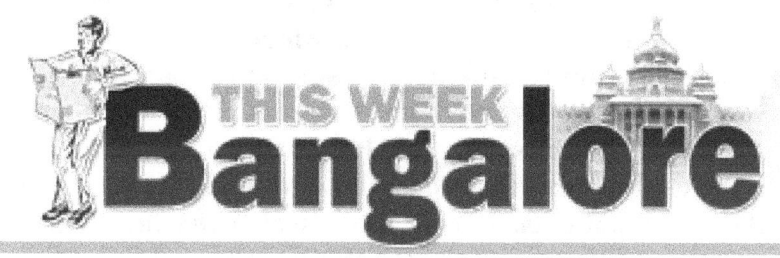

20th – 26th Dec. 2008

Moderate Mental Retardation was cured through Urine Therapy

This 10 years old boy Jagan was admitted once at Nimhans in 2005 for the diagnose of Moderate Mental Retardation with cerebral palsy. And all his reports from NIMHANS are lost. The child has never been sent to a special school, Jagan was diagnosed with Moderate Mental Retardation and Cerebral Palsy. He could not able to speak, turn his head, move his hands and legs from birth. All his joints were stiff and he was unable to sit and stand. On my advice to his parents started "Urine Therapy" for their son from 1-09-08 to 1-11-2008 (within 60 days) Jagan has started speaking and become active. He can turn his head, the joints of his hands and legs have become loose and mobile. He can hold glass in his hand and drink water said Mr. Jagdish R. Bhurani, the re inventor of this therapy. Jagan is resident of Shanthinagar whose mother is a maid servant, and father auto driver, it is miraculous improvement that this boy is now able to scroll around from one room to another room, the parents are very happy to see this transformation, many such testimonies are there to give. There many cases like who could avail this therapy free of cost, Urine therapy can control, cure all kinds of Chronic diseases, it is a free service to humanity said Jagdish,

Explaining how it works, Bhurani says urine therapy consists of various steps like drinking one's own urine, massaging the body with it and applying the wet pack of urine on the portions of the body.

Says Bhurani: "Urine rebuilds the vital organs of brain, heart, lungs, pancreas, liver and kidneys, which are damaged due to disease. It also makes the dead tissues alive and active. Urine massage and urine wet pack gives a great relief to the patients. It relaxes the muscles and dissolves toxins accumulated in the body. It can dissolve the blood clot and open the blood vessels of the heart patients. It can also dissolve the lumps and the lympnodes of cancer patients. While following the therapy, patients must drink only urine and water, along with some juices and light diet as prescribed by persons who have sound knowledge of urine therapy." He can be contacted on 9342872578, or email: jbhurani@gmail.com

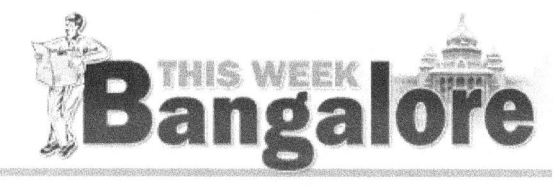

22nd – 25th Dec. 2007

Are you ready to try this Therapy?

Are you one of those unfortunate ones who has tried every new age therapy and failed to cure your illness – whatever it may be? Try once more. And you might just get lucky – with Urine Therapy. Or so claims Jagdish Bhurani.

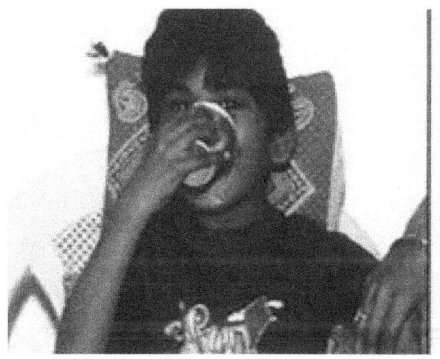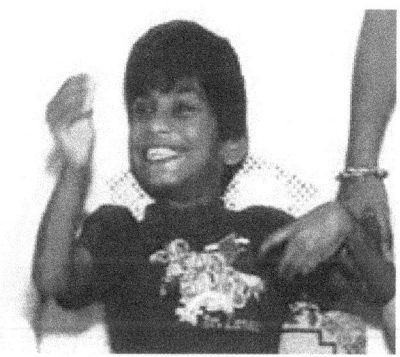

Having meticulously studied urine therapy and practiced it, Bhurani claims to have successfully treated many persons of their ailments. Like 55-year-old Ramakrishna Reddy who followed his instructions and was 'miraculously' cured of gall bladder stones. When medical tests revealed the presence of multiple stones in his gall bladder, doctors advised Ramakrishna Reddy to go for surgery. On the advice of a well-wisher, he approached Bhurani who put him under urine therapy for a period of 50 days. Five days after the treatment started, the acute pain in his stomach vanished, and after 45 days, medical tests indicated there was no trace of any stones in his bladder.

Bhurani cites another example of how his therapy worked wonders for Radha, who was diagnosed with breast cancer. After the biopsy confirmed the lump in her breast as cancerous, she was advised to undergo chemotherapy treatment and removal of her breast. A desperate Radha agreed to be put under urine therapy. "Within 12 days of the treatment, the severe pain in her breast had gone, and it became normal, the earlier stiffness was gone. She gained in confidence, and continued the therapy. For the last 13 months, she has not taken any medicines, and has not undergone any kind of surgery or chemotherapy treatment.

Now, she has no problems whatsoever and is a normal life," says Bhurani.

Explaining how it works, Bhurani says urine therapy consists of various steps like drinking one's own urine, massaging the body with it and applying the wet pack of urine on the portions of the body.

Says Bhurani: "Urine rebuilds the vital organs of brain, heart, lungs, pancreas, liver and kidneys, which are damaged due to disease. It also makes the dead tissues alive and active. Urine massage and urine wet pack gives a great relief to the patients. It relaxes the muscles and dissolves toxins accumulated in the body. It can dissolve the blood clot and open the blood vessels of the heart patients. It can also dissolve the lumps and the lympnodes of cancer patients. While following the therapy, patients must drink only urine and water, along with some juices and light diet as prescribed by persons who have sound knowledge of urine therapy."

Desperate measures call for desperate solutions. In a world where there are therapies a dime a dozen, one more does not hurt...
(Jagdish Bhurani can be contacted on 9342872578)

મૂત્ર-ચિકિત્સા એ પ્રાચીન યોગ-વિદ્યા છે

સ્વાસ્થ્યની, રૂઝ લાવવા માટેની જબરદસ્ત રીત
"સ્વ-મૂત્ર "ની થેરાપી નો ઉલ્લેખ
"શિવામ્બુ-કલ્પ-વિધિ "માં થયેલ છે
જે 5000 વર્ષ જુના "ડામર-તંત્ર" નાં એક દસ્તાવેજ નો હિસ્સો છે
જે હિંદુઓ નાં પવિત્ર વેદ સાથે સંકળાયેલ છે

આયુર્વેદનાં લગભગ બધાં જ ગ્રંથમાં મૂત્ર થેરાપી વિષે ઉલ્લેખ મળે છે

મૂત્ર-ચિકિત્સા, યોગા ની પ્રાચીન પદ્ધતિ છે
તાંત્રિક-યોગા-વિદ્યામાં,
આ પદ્ધતિને "અમરોલી "તરીકે પણ જાણીતી છે
મૂળ શબ્દ "અમર "માંથી અમરોલી શબ્દ ઉત્પન્ન થયેલ છે

જુના, પ્રાચીન વેદ અને પુસ્તકોમાં
મુત્રને "શિવામ્બુ"તરીકે ઓળખે છે (ઓટો-મૂત્ર)
જેનો અર્થ "શિવ નું પાણી " તરીકે જાણીતું છે
તેઓ "શિવામ્બુ"ને પવિત્ર જળ ગણે છે
તેમનાં મતે મૂત્ર , દૂધ કરતાં પણ વધુ પોષક છે

"મૂત્ર-ચિકિત્સા " એ પ્રાચીન રોગ-ઉપચાર-વિધિ છે
તે એક અસરકારક,સ્વાસ્થ્ય સુધારવા માટેની પદ્ધતિ છે
તથા ખુબજ શક્તિશાળી, કુદરતી થેરાપી છે
મૂત્ર-ચિકિત્સા-પદ્ધતિ કુદરતી, અને અસરકારક પદ્ધતિ છે
અને સૌથી વધુ નિર્દોષ અને સુરક્ષિત ઉપચાર પદ્ધતિ છે

તેની કોઈજ આડ-અસર નથી

તે બધાં જ પ્રકારનાં જૂનાં રોગ ને નાબૂદ-ઉપચાર-નિયંત્રણ તથા નિવારી
પણ શકે છે

તે એક સ્વાસ્થ્ય-સાચવવા, તથા જૂનાં રોગ ને નાબૂદ કરવા તથા એક
દવા-દારૂ વગરની, અસરકારક પદ્ધતિ છે

ઈશ્વરે બક્ષેલ આ કિંમતી ભેટ છે

જે તેમને આપણને જન્મથીજ આપેલ છે

મૂત્ર-ચિકિત્સાને પહેલાંના જમાનામાં
પરંપરાગત રીતે આચરવામાં આવતી

તેથી તે ઉપચાર-પદ્ધતિ ખુબજ અઘરી લાગતી હતી

ઘણાં લોકો તેને તેથી અપનાવી નહોતાં શકતાં

તથા તેના જોઈએ તેવા ફાયદા પણ નહોતાં લઇ શકાતાં

ઘણાં લોકો તેને તેથી અપનાવી નહોતાં શકતાં

મૂત્ર-ચિકિત્સા-પદ્ધતિનું મેં ઊંડાણથી અભ્યાસ,
તપાસ, તથા સંશોધન કર્યું

જેથી કરીને મૂત્ર-થેરાપીની, બરાબર રીત અને ટેકનીક વડે

તેનાં સૌથી વધુ લાભ-ફાયદા મળે

અને જે સૌ કોઈ અનુસરી શકે

જે બાળકો જન્મથી મગજનો લકવાથી પીડાતાં હોય તે બાળકો પણ

આ પદ્ધતિ ને ઘરમાંથી સરળ રીતે અપનાવીને અનુસરી શકાય છે

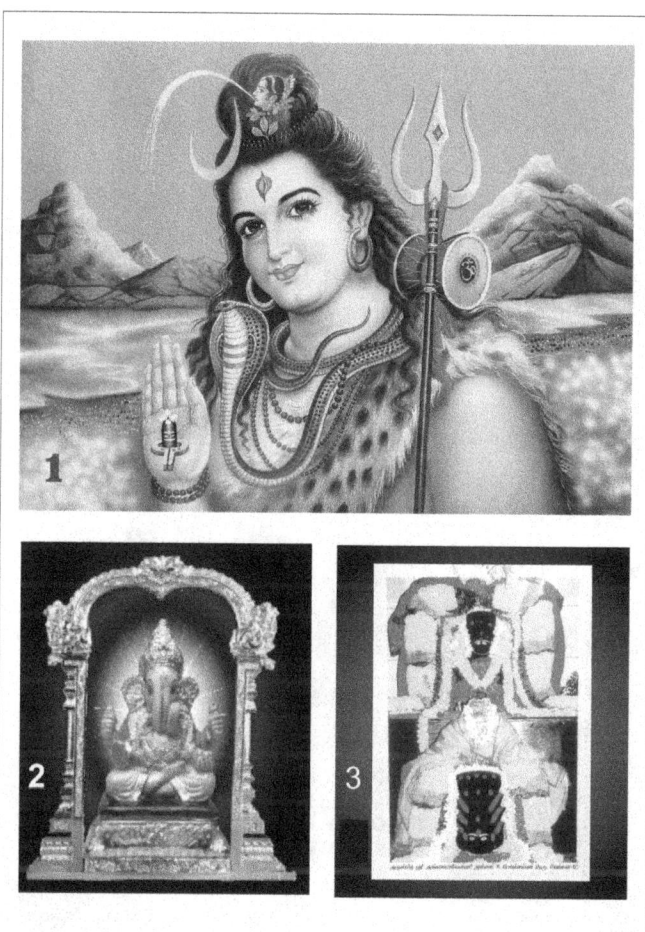

1. **LORD SHIVA**
2. **SRI GANESH**
3. **SRI ANGALA PARMESHWARI MATHA**

1) ભગવાન શિવ

2) શ્રી ગણેશજી

3) અંગાલા પરમેશ્વરી માતા

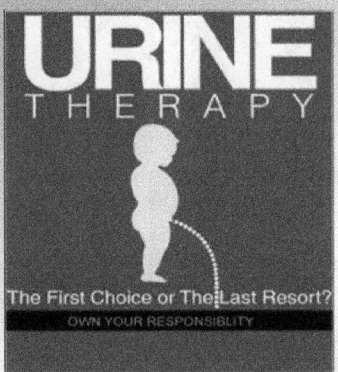